临床实用
骨科新进展

主编　周立峰　李姗姗　马跃庭　崔振东

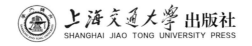

上海交通大学 出版社
SHANGHAI JIAO TONG UNIVERSITY PRESS

内容提要

　　本书从临床实用的角度出发，先简要介绍了骨的构造与生理、骨科急救相关知识；然后着重介绍了上肢创伤、骨盆损伤、下肢损伤等骨科常见疾病，如肩袖损伤、肱骨髁上骨折、腕骨骨折、骨盆骨折、膝关节韧带损伤、踝关节脱位、股骨头缺血性坏死，从病因和发病机制、临床表现、诊断、鉴别诊断和治疗方面进行详细阐述。本书通过介绍骨科领域各种常见疾患的诊治经验，以期规范诊疗疗程，减少临床工作中的失误，因此，本书适用于基层骨科年轻医师、进修生参考阅读。

图书在版编目（CIP）数据

　　临床实用骨科新进展 / 周立峰等主编. --上海 ：
上海交通大学出版社，2021
　　ISBN 978-7-313-26098-7

　　Ⅰ．①临… Ⅱ．①周… Ⅲ．①骨科学 Ⅳ．①R68

　　中国版本图书馆CIP数据核字（2021）第264764号

临床实用骨科新进展
LINCHUANG SHIYONG GUKE XINJINZHAN

主　　编：周立峰　李姗姗　马跃庭　崔振东
出版发行：上海交通大学出版社　　　　　　　　地　　址：上海市番禺路951号
邮政编码：200030　　　　　　　　　　　　　　电　　话：021-64071208
印　　制：广东虎彩云印刷有限公司
开　　本：710mm×1000mm 1/16　　　　　　　经　　销：全国新华书店
字　　数：226千字　　　　　　　　　　　　　印　　张：13
版　　次：2023年1月第1版　　　　　　　　　　插　　页：2
书　　号：ISBN 978-7-313-26098-7　　　　　　印　　次：2023年1月第1次印刷
定　　价：198.00元

编委会

主　编

周立峰（山东省菏泽市曹县县立医院）

李姗姗（山东省德州市陵城区中医院）

马跃庭（山东省冠县新华医院）

崔振东（山东省诸城市人民医院）

副主编

郭燕峰（山西省霍州煤电总医院）

王　剑（内蒙古自治区人民医院）

崔宪春（山东省沂源县中医医院）

欧乙利（四川省德阳市人民医院）

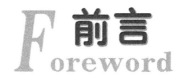

前言
Foreword

　　骨科医学的历史是人类能够认识的最早医学历史,这可能是由于骨结构是生物体得以保存最长久的部分,因此在古代生物例如恐龙就可以发现骨骼相关的疾病,像骨折、骨坏死和骨髓炎等。有人类以来,骨科疾病就一直相伴,因此人类很早就开始了关于骨科疾病的医疗探索。公元前460年出生的古希腊著名医学家希波克拉底著书中关于骨折和脱臼的记述是其外科著书中最精彩的部分,而且还有很多关于畸形矫正的治疗研究。但是骨外科的发展并不是很快,到中世纪外科医师的地位已经明显低于内科医师。虽然解剖学的研究已经很多,但是由于外科手术没有太多的进展,外科不被重视。到了文艺复兴时期,外科医师的地位才开始大大提高。高清晰度的 X 线片、CT、MRI 在骨科领域的广泛应用使得骨科各种疾病的诊断发生了很大的变化,学科分类日益细化、专业化。加之近年骨科基础研究和材料学的发展,以及新技术的推广,既往无法治疗的疾病获得了有效的治疗。鉴于以上原因,我们深感有必要对骨科领域的新理论、新技术和新成果进行总结,故编写了《临床实用骨科新进展》,以更好地服务于临床。

　　本书从临床实用的角度出发,先简要介绍了骨的构造与生理、骨科急救相关知识;然后着重介绍了上肢创伤、骨盆损伤、下肢损伤等骨科常见疾病,如肩袖损伤、肱骨髁上骨折、腕骨骨折、骨盆骨折、膝关节韧带损伤、踝关节脱位、股骨头缺血性坏死,从病因和发病机制、临床表现、诊断、鉴别诊断和治疗方面进行详细阐述，并融入了大量新理论、新技术和新方法。本书通过介绍骨科领域各种常见疾病的诊治经验，以期规范诊疗疗程，减少临床工作中的失误。全书内容新颖、专业性强、语言通俗易懂，是一本对提高基层临床骨科医师临床思维能力和诊疗技巧大有裨益的参考工具书。

由于骨科学内容日新月异，加之编写时间紧张、编写经验有限，在编写过程中难免存在局限性，恳请广大读者见谅，并批评指正，以便再版时修正。

《临床实用骨科新进展》编委会

2021 年 6 月

C目录
Contents

第一章

骨的构造与生理

第一节　骨组织细胞的功能

　　骨组织是一种特殊的结缔组织,是骨的结构主体,由数种细胞和大量钙化的细胞间质组成,钙化的细胞间质称为骨基质。骨组织的特点是细胞间质有大量骨盐沉积,即细胞间质矿化,使骨组织成为人体最坚硬的组织之一。

　　在活跃生长的骨中,有骨祖细胞、成骨细胞、骨细胞和破骨细胞4种类型细胞。其中骨细胞最多,位于骨组织内部,其余3种均分布在骨质边缘。

一、骨祖细胞

　　骨祖细胞或称骨原细胞,是骨组织的干细胞,位于骨膜内。胞体小,呈不规则梭形,突起很细小。核呈椭圆形或细长形,染色质颗粒细而分散,故核染色浅。胞质少,呈嗜酸性或弱嗜碱性,含细胞器很少,仅有少量核糖体和线粒体。骨祖细胞着色浅淡,不易鉴别。骨祖细胞具有多分化潜能,可分化为成骨细胞、破骨细胞、成软骨细胞或成纤维细胞,分化取向取决于所处部位和所受刺激性质。骨祖细胞存在于骨外膜及骨内膜贴近骨质处,当骨组织生长或重建时,它能分裂分化成为骨细胞。骨祖细胞有定向骨祖细胞(deermined osteporogenitor cells, DOPC)和诱导性骨祖细胞(induciblr osteoprogenitor cells, IOPC)2种类型。DOPC位于或靠近骨的游离面上,如骨内膜和骨外膜内层、生长骨骺板的钙化软骨小梁上和骨髓基质内。在骨的生长期和骨内部改建或骨折修复,以及其他形式损伤修复时,DOPC很活跃,细胞分裂并分化为成骨细胞,具有蛋白质分泌特征的细胞逐渐增多。IOPC存在于骨骼系统以外,普遍存在于结缔组织中。IOPC不能自发地形成骨组织,但经适宜刺激,如骨形态发生蛋白(bone morphogenetic protein,BMP)或泌尿道移行上皮细胞诱导物的作用,可形成骨组织。

二、成骨细胞

成骨细胞是指能促进骨形成的细胞,主要来源于骨祖细胞。成骨细胞不但能分泌大量的骨胶原和其他骨基质,还能分泌一些重要的细胞因子和酶类,如基质金属蛋白酶、碱性磷酸酶、骨钙素、护骨素等,从而启动骨的形成过程,同时也通过这些因子将破骨细胞耦联起来,控制破骨细胞的生成、成熟及活化。成骨细胞常见于生长期的骨组织中,大都聚集在新形成的骨质表面。

(一)成骨细胞的形态与结构

骨形成期间,成骨细胞被覆骨组织表面,当成骨细胞生成基质时,被认为是活跃的。活跃的成骨细胞胞体呈圆形、锥形、立方形或矮柱状,通常单层排列。细胞侧面和底部出现突起,与相邻的成骨细胞及邻近的骨细胞以突起相连,连接处有缝隙连接。胞质强嗜碱性,与粗面内质网的核糖体有关。在粗面内质网上,镶嵌着圆形或细长形的线粒体,成骨细胞的线粒体具有清除胞质内钙离子的作用,同时也是能量的加工厂。某些线粒体含有一些小的矿化颗粒,沉积并附着在嵴外面,微探针分析表明这些颗粒有较高的钙、磷和镁的踪迹。骨的细胞常有大量的线粒体颗粒,可能是激素作用于细胞膜的结果。例如,甲状旁腺激素能引起进入细胞的钙增加,并随之有线粒体颗粒数目的增加。成骨细胞核大而圆,位于远离骨表面的细胞一端,核仁清晰。在核仁附近有一浅染区,高尔基复合体位于此区内。成骨细胞胞质呈碱性磷酸酶强阳性,可见许多 PAS 阳性颗粒,一般认为它是骨基质的蛋白多糖前身。当新骨形成停止时,这些颗粒消失,胞质碱性磷酸酶反应减弱,成骨细胞转变为扁平状,被覆于骨组织表面,其超微结构类似成纤维细胞。

(二)成骨细胞的功能

在骨形成非常活跃处,如骨折、骨痂及肿瘤或感染引起的新骨中,成骨细胞可形成复层堆积在骨组织表面。成骨细胞有活跃的分泌功能,能合成和分泌骨基质中的多种有机成分,包括 I 型胶原蛋白、蛋白多糖、骨钙蛋白、骨粘连蛋白、骨桥蛋白、骨唾液酸蛋白等。因此,认为其在细胞内合成过程与成纤维细胞或软骨细胞相似。成骨细胞还分泌胰岛素样生长因子 I、胰岛素样生长因子 II、成纤维细胞生长因子、白细胞介素-1 和前列腺素等,它们对骨生长均有重要作用。此外还分泌破骨细胞刺激因子、胶原酶和胞质素原激活剂,它们有促进骨吸收的作用。因此,成骨细胞的主要功能包括:①产生胶原纤维和无定形基质,即形成类骨质;②分泌骨钙蛋白、骨粘连蛋白和骨唾液酸蛋白等非胶原蛋白,促进骨组织的矿化;③分泌一些细胞因子,调节骨组织形成和吸收。成骨细胞不断产生新的细胞间质,并经过钙化形成骨质,成骨细胞逐渐被包埋在其中。此时,细胞内的合成活动停止,胞质减少,胞体变形,即成为骨细胞。总之,成骨细胞是参与骨生成、生长、吸收及代谢的关键细胞。

1.成骨细胞分泌的酶类

(1)碱性磷酸酶(alkaline phosphatase,ALP):成熟的成骨细胞能产生大量的 ALP。由成骨细胞产生的 ALP 称为骨源性碱性磷酸酶,它以焦磷酸盐为底物,催化无机磷酸盐的水解,从而降低焦磷酸盐浓度,有利于骨的矿化。在血清中可以检测到 4 种不同的 ALP 同分异构体,这些异构体都能作为代谢性骨病的诊断标志,但各种异构体是否与不同类型的骨质疏松症(绝经后骨质疏松症、老年性骨质疏松症及半乳糖血症、乳糜泻、肾性骨营养不良等引起的继发性骨质疏松症)相关,尚有待于进一步研究。

(2)组织型谷氨酰胺转移酶(tTGs):谷氨酰胺转移酶是在组织和体液中广泛存在的一组多功能酶类,具有钙离子依赖性。虽然其并非由成骨细胞专一产生,但在骨的矿化中有非常重要的作用。成骨细胞主要分泌组织型谷氨酰胺转移酶,处于不同阶段或不同类型的成骨细胞,其胞质内的谷氨酰胺转移酶含量是不一样的。tTGs 能促进细胞的黏附、细胞播散、细胞外基质的修饰,同时也在细胞凋亡、损伤修复、骨矿化进程中起着重要作用。成骨细胞分泌的 tTGs,以许多细胞外基质为底物,促进各种基质的交联,其最主要的底物为纤连蛋白和骨桥素。tTGs 的活化依赖钙离子,即在细胞外钙离子浓度升高的情况下,才能催化纤连蛋白与骨桥素的自身交联。由于钙离子和细胞外基质成分是参与骨矿化最主要的物质,在继发性骨质疏松症和乳糜泻患者的血液中,也可检测到以 tTGs 为自身抗原的自身抗体,因而 tTGs 在骨的矿化中肯定发挥着极其重要的作用。

(3)基质金属蛋白酶(matrix metalloprotinase,MMP):是一类锌离子依赖性的蛋白水解酶类,主要功能是降解细胞外基质,同时也参与成骨细胞功能与分化的信号转导。

2.成骨细胞分泌的细胞外基质

成熟的成骨细胞分泌大量的细胞外基质,也称为类骨质,包括各种胶原和非胶原蛋白。

(1)骨胶原:成骨细胞分泌的细胞外基质中大部分为胶原,其中主要为 I 型胶原,占 ECM 的 90% 以上。约 10% 为少量Ⅲ型、V 型和 X 型胶原蛋白及多种非胶原蛋白。Ⅰ型胶原蛋白主要构成矿物质沉积和结晶的支架,羟磷灰石在支架的网状结构中沉积。Ⅲ型胶原和Ⅴ型胶原能调控胶原纤维丝的直径,使胶原纤维丝不致过分粗大,而Ⅹ型胶原纤维主要是作为Ⅰ型胶原的结构模型。

(2)非胶原蛋白:成骨细胞分泌的各种非胶原成分(如骨桥素、骨涎蛋白、纤连蛋白和骨钙素等)在骨的矿化、骨细胞的分化中起重要的作用。

3.成骨细胞的凋亡

凋亡的成骨细胞经历增殖、分化、成熟、矿化等各个阶段后,被矿化骨基质包围或附着于骨基质表面,逐步趋向凋亡或变为骨细胞、骨衬细胞。成骨细胞的这一凋亡过程是维持骨的生理平衡所必需的。和其他细胞凋亡途径一样,成骨细胞的凋亡途径也包括线粒体激活的凋亡途径和死亡受体激活的凋亡途径,最终导致成骨细胞核的碎裂、DNA的有控降解、细胞皱缩、膜的气泡样变等。由于成骨细胞上存在肿瘤坏死因子受体,且在成骨细胞的功能发挥中起着重要作用,因此推测成骨细胞主要可能通过死亡受体激活的凋亡途径而凋亡。细胞因子、细胞外基质和各种激素都能诱导或组织成骨细胞的凋亡。骨形态生成蛋白(bone morphogenetic protein,BMP)被确定为四肢骨指间细胞凋亡的关键作用分子。此外,甲状旁腺激素、糖皮质激素、性激素等对成骨细胞的凋亡均有调节作用。

三、骨细胞

骨细胞是骨组织中的主要细胞,埋于骨基质内,细胞体位于的腔隙称骨陷窝,每个骨陷窝内仅有一个骨细胞胞体。骨细胞的胞体呈扁卵圆形,有许多细长的突起,这些细长的突起伸进骨陷窝周围的小管内,此小管即骨小管。

(一)骨细胞的形态

骨细胞的结构和功能与其成熟度有关。刚转变的骨细胞位于类骨质中,它们的形态结构与成骨细胞非常近似。胞体为扁椭圆形,位于比胞体大许多的圆形骨陷窝内。突起多而细,通常各自位于一个骨小管中,有的突起还有少许分支。核呈卵圆形,位于胞体的一端,核内有一个核仁,染色质贴附核膜分布。HE染色时胞质嗜碱性,近核处有一浅染区。胞质呈碱性磷酸酶阳性,还有PAS阳性颗粒,一般认为这些颗粒是有机基质的前身物。较成熟的骨细胞位于矿化的骨质浅部,其胞体也呈双凸扁椭圆形,但体积小于年幼的骨细胞。核较大,呈椭圆形,居胞体中央,在HE染色时着色较深,仍可见有核仁。胞质相对较少,HE染色呈弱嗜碱性,甲苯胺蓝着色甚浅。

电镜下其粗面内质网较少,高尔基复合体较小,少量线粒体分散存在,游离核糖体也较少。

成熟的骨细胞位于骨质深部,胞体比原来的成骨细胞缩小约 70％,核质比例增大,胞质易被甲苯胺蓝染色。电镜下可见一定量的粗面内质网和高尔基复合体,线粒体较多,此外尚可见溶酶体。线粒体中常有电子致密颗粒,与破骨细胞的线粒体颗粒相似,现已证实,这些颗粒是细胞内的无机物,主要是磷酸钙。成熟骨细胞最大的变化是形成较长突起,其直径 $85 \sim 100$ nm,为骨小管直径的 $1/4 \sim 1/2$。相邻骨细胞的突起端对端地相互连接,或以其末端侧对侧地相互贴附,其间有缝隙连接。成熟的骨细胞位于骨陷窝和骨小管的网状通道内。骨细胞最大的特征是细胞突起在骨小管内伸展,与相邻的骨细胞连接,深部的骨细胞由此与邻近骨表面的骨细胞突起和骨小管相互连接和通连,构成庞大的网样结构。骨陷窝-骨小管-骨陷窝组成细胞外物质运输通道,是骨组织通向外界的唯一途径,深埋于骨基质内的骨细胞正是通过该通道运输营养物质和代谢产物。而骨细胞-缝隙连接-骨细胞形成细胞间信息传递系统,是骨细胞间直接通讯的结构基础。成熟骨细胞的胞体及其突起的总表面积可占成熟骨基质总表面积的 90％以上,这对骨组织液与血液之间经细胞介导的无机物交换起着重要作用。骨细胞的平均寿命为 25 年。

(二)骨细胞的功能

1.骨细胞性溶骨和骨细胞性成骨

骨细胞可主动参加溶骨过程,并受甲状旁腺激素、降钙素和维生素 D_3 的调节及机械性应力的影响。此外,骨细胞具有释放枸橼酸、乳酸、胶原酶和溶解酶的作用。溶解酶会引起骨细胞周围的骨吸收,这种现象称之为骨细胞性骨溶解。骨细胞性溶骨表现为骨陷窝扩大,陷窝壁粗糙不平。骨细胞性溶骨也可类似破骨细胞性骨吸收,使骨溶解持续地发生在骨陷窝的某一端,从而使多个骨陷窝融合。当骨细胞性溶骨活动结束后,成熟骨细胞又可在较高水平的降钙素作用下进行继发性骨形成,使骨陷窝壁增添新的骨基质。生理情况下,骨细胞性溶骨和骨细胞性成骨是反复交替的,即平时维持骨基质的成骨作用,在机体需提高血钙量时,又可通过骨细胞性溶骨活动从骨基质中释放钙离子。

2.参与调节钙、磷平衡

骨细胞除了通过溶骨作用参与维持血钙、磷平衡外,骨细胞还具有转运矿物质的能力。成骨细胞膜上有钙泵存在,骨细胞可通过钙原摄入和释放 Ca^{2+} 和 P^{3+},并可通过骨细胞相互间的网状连接结构进行离子交换,参与调节 Ca^{2+} 和

P^{3+}的平衡。

3.感受力学信号

骨细胞遍布骨基质内并构成庞大的网状结构,成为感受和传递应力信号的结构基础。

4.合成细胞外基质

成骨细胞被基质包围后,逐渐转变为骨细胞,其合成细胞外基质的细胞器逐渐减少,合成能力也逐渐减弱。但是,骨细胞还能合成极少部分行使功能和生存所必需的基质,骨桥蛋白、骨连接蛋白及Ⅰ型胶原,这些基质在骨的黏附过程中起着重要作用。

四、破骨细胞

(一)破骨细胞的形态

1.光镜特征

破骨细胞是多核巨细胞,细胞直径可达 50 μm 以上,胞核的大小和数目有很大的差异,15～20 个不等,直径为 10～100 μm。核的形态与成骨细胞、骨细胞的核类似,呈卵圆形,染色质颗粒细小,着色较浅,有 1～2 个核仁。在常规组织切片中,胞质通常为嗜酸性;但在一定 pH 下,用碱性染料染色,胞质呈弱嗜碱性,即破骨细胞具嗜双色性。胞质内有许多小空泡。破骨细胞的数量较少,约为成骨细胞的 1%,细胞无分裂能力。破骨细胞具有特殊的吸收功能,从事骨的吸收活动。破骨细胞常位于骨组织吸收处的表面,在吸收骨基质的有机物和矿物质的过程中,造成基质表面不规则,形成近似细胞形状的凹陷称吸收陷窝。

2.电镜特征

功能活跃的破骨细胞具有明显的极性,电镜下分为 4 个区域,紧贴骨组织侧的细胞膜和胞质分化成皱褶缘区和亮区。

(1)皱褶缘区:此区位于吸收腔深处,是破骨细胞表面高度起伏不平的部分,光镜下似纹状缘,电镜观察是由内陷很深的质膜内褶组成,呈现大量的叶状突起或指状突起,粗细不均,远侧端可膨大,并常分支互相吻合,故名皱褶缘。ATP酶和酸性磷酸酶沿皱褶缘细胞膜分布。皱褶缘细胞膜的胞质面有非常细小的鬃毛状附属物,长 15～20 nm,间隔约 20 nm,致使该处细胞膜比其余部位细胞膜厚。突起之间有狭窄的细胞外裂隙,其内含有组织液及溶解中的羟基磷灰石、胶原蛋白和蛋白多糖分解形成的颗粒。

(2)亮区或封闭区:环绕于皱褶缘区周围,微微隆起,平整的细胞膜紧贴骨组织,好像一堵环行围堤,包围皱褶缘区,使皱褶缘区密封与细胞外间隙隔绝,造成一个特殊的微环境。因此将这种环行特化的细胞膜和细胞质称为封闭区。切面上可见两块封闭区位于皱褶缘区两侧。封闭区有丰富的肌动蛋白微丝,但缺乏其他细胞器。电镜下观察封闭区电子密度低故又称亮区。破骨细胞若离开骨组织表面,皱褶缘区和亮区均消失。

(3)小泡区:此区位于皱褶缘的深面,内含许多大小不一、电子密度不等的膜被小泡和大泡。小泡数量多,为致密球形,小泡是初级溶酶体或内吞泡或次级溶酶体,直径 $0.2\sim0.5~\mu m$。大泡数目少,直径 $0.5\sim3~\mu m$,其中有些大泡对酸性磷酸酶呈阳性反应。小泡区还有许多大小不一的线粒体。

(4)基底区:位于亮区和小泡区的深面,是破骨细胞远离骨组织侧的部分。细胞核聚集在该处,胞核之间有一些粗面内质网、发达的高尔基复合体和线粒体,还有与核数目相对应的中心粒,很多双中心粒聚集在一个大的中心粒区。破骨细胞膜表面有丰富的降钙素受体和亲玻粘连蛋白或称细胞外粘连蛋白受体等,参与调节破骨细胞的活动。破骨细胞表型的标志是皱褶缘区和亮区及溶酶体内的抗酒石酸酸性磷酸酶,细胞膜上的 ATP 酶和降钙素受体,以及活性降钙素反应性腺苷酸环化酶。破骨细胞含有固有型一氧化氮合酶(cNOS)和诱导型一氧化氮合酶(iNOS),用 NADPH-黄递酶组化染色,破骨细胞呈强阳性,这种酶是 NOS 活性的表现。

(二)破骨细胞的功能

破骨细胞在吸收骨质时具有将基质中的钙离子持续转移至细胞外液的特殊功能。骨吸收的最初阶段是羟磷灰石的溶解,破骨细胞移动活跃,细胞能分泌有机酸,使骨矿物质溶解和羟基磷灰石分解。在骨的矿物质被溶解吸收后,接下来就是骨的有机物质的吸收和降解。破骨细胞可分泌多种蛋白分解酶,主要包括半胱氨酸蛋白酶和基质金属蛋白酶两类。有机质经蛋白水解酶水解后,在骨的表面形成小凹陷窝。在整个有机质和无机矿物质的降解过程中,破骨细胞与骨的表面是始终紧密结合的。此外,破骨细胞能产生一氧化氮(NO),NO 对骨吸收具有抑制作用,与此同时破骨细胞数量也减少。

第二节 骨 的 基 质

骨的基质简称骨质,即钙化的骨组织的细胞外基质。骨基质含水较少,仅占骨重量的 8%～9%。骨基质由有机质和无机质两种成分构成。

一、无机质

无机质即骨矿物质,又称骨盐,占干骨重量的 65%～75%,其中 95% 是固体钙和磷,无定形的钙-磷固体在嫩的、新形成的骨组织中较多(40%～50%),在老的、成熟的骨组织中少(25%～30%)。骨矿物质大部分以无定形的磷酸钙和结晶的羟基磷灰石 $[Ca_{10}(PO_4)_6(OH)_2]$ 的形式分布于有机质中。无定形磷酸钙是最初沉积的无机盐,以非晶体形式存在,占成人骨无机质总量的 20%～30%。无定形磷酸钙继而组建成结晶的羟基磷灰石。电镜下观察,羟基磷灰石结晶呈柱状或针状,长 20～40 nm,宽 2～3 nm。经 X 线衍射法研究表明,羟基磷灰石结晶体大小很不相同,体积为 $(2.5～5.0)nm×40 nm×(20～35)nm$。结晶体体积虽小,但密度极大,每克骨盐含 1 016 个结晶体,故其表面积甚大,可达 100 m^2。它们位于胶原纤维表面和胶原纤维之间,沿纤维长轴以 60～70 nm 间隔规律排列。在液体中的结晶体被一层水包围形成一层水化壳,离子只有通过这层物质才能达到结晶体表面,有利于细胞外液与结晶体进行离子交换。羟基磷灰石主要由钙、磷酸根和羟基结合而成。结晶体还吸附许多其他矿物质,如镁、钠、钾和一些微量元素,包括锌、铜、锰、氟、铅、锶、铁、铝、镭等。因此,骨是钙、磷和其他离子的储存库。这些离子可能位于羟基磷灰石结晶的表面,或能置换晶体中的主要离子,或者两者同时存在。

骨骼中的矿物质晶体与骨基质的胶原纤维之间存在十分密切的物理-化学和生物化学-高分子化学结构功能关系。正常的羟磷灰石形如长针状,大小较一致,有严格的空间定向,如果羟磷灰石在骨矿化前沿的定点与排列紊乱,骨的矿化即可发生异常,同时也使基质的生成与代谢异常。

二、有机质

有机质包括胶原纤维和无定形基质(蛋白多糖、脂质,特别是磷脂类)。

(一)胶原纤维

胶原纤维是一种结晶纤维蛋白原,被包埋在含有钙盐的基质中。在有机质中胶原纤维占 90%,人体的胶原纤维大约 50% 存在于骨组织。构成骨胶原纤维的化学成分主要是 Ⅰ 型胶原,占骨总重量的 30%,还有少量 Ⅴ 型胶原,占骨总重量的 1.5%。在病理情况下,可出现 Ⅲ 型胶原。骨的胶原纤维与结缔组织胶原纤维的形态结构基本相同,分子结构为 3 条多肽链,每条含有 1 000 多个氨基酸,交织呈绳状,故又称三联螺旋结构。胶原纤维的直径为 50～70 nm,具有 64 nm 周期性横纹。Ⅰ型胶原由 20 多种氨基酸组成,其中甘氨酸约占 33％,脯氨酸和羟脯氨酸约占 25％。骨的胶原纤维和其他胶原蛋白的最大不同在于它在稀酸液中不膨胀,也不溶解于可溶解其他胶原的溶剂中,如中性盐和稀酸溶液等。骨的胶原纤维具有这些特殊的物理性能,是由于骨Ⅰ型胶原蛋白分子之间有较多的分子间交联。骨胶原与羟磷灰石结晶结合,形成了抗挤压和抗拉扭很强的骨组织。随着骨代谢不断进行,胶原蛋白也不断降解和合成。胶原的功能是使各种组织和器官具有强度完整性,1 mm 直径的胶原可承受 10～40 kg 的力。骨质含的胶原细纤维普遍呈平行排列,电镜下显示胶原细纤维分支,形成连接错综的网状结构。

(二)无定形基质

无定形基质仅占有机质的 10％左右,是一种没有固定形态的胶状物,主要成分是蛋白多糖和蛋白多糖复合物,后者由蛋白多糖和糖蛋白组成。

蛋白多糖类占骨有机物的 4％～5％,由一条复杂的多肽链组成,还有几个硫酸多糖侧链与其共价连接。多糖部分为氨基葡聚糖,故过碘酸希夫阳性,某些区域呈弱的异染性。尽管骨有机质中存在氨基葡聚糖,但由于含有丰富的胶原蛋白,骨组织切片染色呈嗜酸性。还有很少脂质,占干骨重 0.1％,主要为磷脂类、游离脂肪酸和胆固醇等。

无定形基质含有许多非胶原蛋白,占有机物的 0.5％,近年来已被分离出来的主要有以下几种。

1.骨钙蛋白

骨钙蛋白或称骨钙素,骨钙蛋白是骨基质中含量最多的非胶原蛋白,在成人骨中约占非胶原蛋白总量的 20％,占骨基质蛋白质的 1％～2％。它是一种依赖维生素 K 的蛋白质,由 47～351 个氨基酸残基组成的多肽,其中的 2～3 个氨基酸残基中含有 γ-羧基谷氨酸残基(GIA)链,相对分子质量为 5900。一般认为骨钙蛋白对羟基磷灰石有很高亲和力,在骨组织矿化过程中,能特异地与骨羟基磷灰石结晶结合,主要通过侧链 GIA 与晶体表面的 Ca^{2+} 结合,每克分子骨钙蛋白能结合 2～3 mol 的 Ca^{2+},从而促进骨矿化过程。骨钙蛋白对成骨细胞和破骨细胞前体有趋化作用,并可能在破骨细胞的成熟及活动中起作用。骨钙蛋白还可能控制骨 Ca^{2+} 的进出,影响肾小管对 Ca^{2+} 的重吸收,提示它参与调节体内钙的平衡。当成骨细胞受1,25-$(OH)_2D_3$刺激,可产生骨钙蛋白。此外,肾、肺、脾、胰和胎盘的一些细胞也能合成骨钙蛋白。

骨钙素的表达受许多激素、生长因子和细胞因子的调节。上调骨钙素表达的因子主要是1,25-$(OH)_2D_3$,而下调其表达的因子有糖皮质激素、转化生长因子-b、PGE$_2$、IL-2、TNF-A、IL-10、铅元素和机械应力等。

2.骨桥蛋白

骨桥蛋白(osteopontin,OPN)是一种非胶原蛋白,主要由成骨性谱系细胞和活化型 T 淋巴细胞表达,存在于骨组织、外周血液和某些肿瘤中。OPN 分子大约由 300 个氨基酸残基组成,相对分子质量44～375×10^3,其突出的结构特点是含有精氨酸-甘氨酸-天冬氨酸序列。骨桥蛋白具有 9 个天冬氨酸的区域,该处是同羟基磷灰石相互作用的部位,故对羟基磷灰石有很高的亲和力。骨桥蛋白浓集在骨形成的部位、软骨成骨的部位和破骨细胞同骨组织相贴的部位,它是成骨细胞和破骨细胞黏附的重要物质,是连接细胞与基质的桥梁。骨桥蛋白不仅由成骨细胞产生,破骨细胞也表达骨桥蛋白 mRNA,表明破骨细胞也能合成骨桥蛋白。此外,成牙质细胞、软骨细胞、肾远曲小管上皮细胞以及胎盘、神经组织及骨髓瘤的细胞也分泌骨桥蛋白。

3.骨唾液酸蛋白

骨唾液酸蛋白是酸性磷蛋白,相对分子质量为 7 000 ×10^3,40％～50％由碳水化合物构成,13％～14％为唾液酸,有 30％的丝氨酸残基磷酸化。骨唾液酸蛋白在骨中占非胶原蛋白总量的约 15％。骨唾液酸蛋白的功能是支持细胞黏附,对羟基磷灰石有很高的亲和力,具有介导基质矿化作用。它由成骨细胞分泌。

4.骨酸性糖蛋白-75

骨酸性糖蛋白-75(BAG-75)含有 30％的强酸残基,8％的磷酸,是酸性磷蛋白,相对分子质量为 75 000×10^3。它存在于骨骺板中,其功能与骨桥蛋白和BSPⅡ一样,对羟基磷灰石有很强的亲和力,甚至比它们还大。

5.骨粘连蛋白

骨粘连蛋白或称骨连接素它是一种磷酸化糖蛋白,由 303 个氨基酸残基组成,相对分子质量为 32 000×10^3,其氨基酸末端具有强酸性,有 12 个低亲和力的钙结合位点和一个以上高亲和力的钙结合位点。骨粘连蛋白能同钙和磷酸盐结合,促进矿化过程。能使Ⅰ型胶原与羟基磷灰石牢固地结合,它与钙结合后引起本身分子构型变化。如果有钙螯合剂,骨粘连蛋白即丧失其选择性结合羟基磷灰石能力。骨粘连蛋白在骨组织中含量很高,由成骨细胞产生。但一些非骨组织也存在骨粘连蛋白,如软骨细胞、皮肤的成纤维细胞、肌腱的腱细胞、消化道上皮细胞及成牙本质细胞也可产生。骨连接素还与Ⅰ型、Ⅲ型和Ⅴ型胶原以及与血小板反应素-1 结合,并增加纤溶酶原活化抑制因子-1 的合成。骨连接蛋白可促进牙周组织 MMP 的表达,同时还通过护骨因子调节破骨细胞的形成。

6.钙结合蛋白

钙结合蛋白是一种维生素 D 依赖蛋白,存在于成骨细胞、骨细胞和软骨细胞胞质的核糖体和线粒体上,成骨细胞和骨细胞突起内及细胞外基质小泡内也有钙结合蛋白,表明钙结合蛋白沿突起传递,直至细胞外基质小泡。所以,钙结合蛋白是一种钙传递蛋白,基质小泡内的钙结合蛋白在矿化过程中起积极作用。此外,钙结合蛋白还存在于肠、子宫、肾和肺等,体内分布较广。

7.纤连蛋白

纤连蛋白主要由发育早期的成骨细胞表达,以二聚体形式存在,分子相对量约 400×10^3,两个亚基中含有与纤连蛋白、肝素等的结合位点,亦可与明胶、胶原、DNA、细胞表面物质等结合。纤连蛋白主要由成骨细胞合成,主要功能是调节细胞黏附。成骨细胞的发育和功能有赖于细胞外基质的作用,基质中的黏附受体将细胞外基质与成骨细胞的细胞骨架连接起来,二氢睾酮可影响细胞外基质中纤连蛋白及其受体的作用,刺激纤连蛋白及其受体护骨因子的表达。

第三节 骨 的 种 类

一、解剖分类

成人有 206 块骨,可分为颅骨、躯干骨和四肢骨 3 部分。前两者也称为中轴骨。按形态骨可分为长骨、短骨、扁骨、不规则骨 4 类。

(一)长骨

长骨呈长管状,分布于四肢。长骨分一体两端,骨于又称骨干,内有空腔称髓腔,容纳骨髓。体表面有 1~2 个主要血管出入的孔,称滋养孔。两端膨大称为骺,具有光滑的关节面,活体时被关节软骨覆盖。骨干与骺相邻的部分称为干骺端,幼年时保留一片软骨,称为骺软骨。通过骺软骨的软骨细胞分裂繁殖和骨化,长骨不断加长。成年后,骺软骨骨化,骨干与骺融合为一体,原来骺软骨部位形成骺线。

(二)短骨

形似立方体,往往成群地联结在一起,分布于承受压力较大而运动较复杂的部位,如腕骨。

(三)扁骨

呈板状,主要构成颅腔、胸腔和盆腔的壁,以保护腔内器官,如颅盖骨和肋骨。

(四)不规则骨

形状不规则,如椎骨。有些不规则骨内具有含气的腔,称含气骨。

二、组织学类型

骨组织根据其发生的早晚、骨细胞和细胞间质的特征及其组合形式,可分为未成熟的骨组织和成熟的骨组织。前者为非板层骨,后者为板层骨。胚胎时期最初形成的骨组织和骨折修复形成的骨痂,都属于非板层骨,除少数几处外,它们或早或迟被以后形成的板层骨所取代。

(一)非板层骨

非板层骨又称为初级骨组织,可分两种,一种是编织骨,另一种是束状骨。编织骨比较常见,其胶原纤维束呈编织状排列,因而得名。胶原纤维束的直径差异很大,但粗大者居多,最粗直径达 13 μm,因此又有粗纤维骨之称。编织骨中的骨细胞分布和排列方向均无规律,体积较大,形状不规则,按骨的单位容积计算,其细胞数量约为板层骨的 4 倍。编织骨中的骨细胞代谢比板层骨的细胞活跃,但前者的溶骨活动往往是区域性的。在出现骨细胞溶骨的一些区域内,相邻的骨陷窝同时扩大,然后合并,形成较大的无血管性吸收腔,使骨组织出现较大的不规则囊状间隙,这种吸收过程是清除编织骨以被板层骨取代的正常生理过程。编织骨中的蛋白多糖等非胶原蛋白含量较多,故基质染色呈嗜碱性。若骨盐含量较少,则 X 线更易透过。编织骨是未成熟骨或原始骨,一般出现在胚胎、新生儿、骨痂和生长期的干骺区,以后逐渐被板层骨取代,但到青春期才取代完全。在牙床、近颅缝处、骨迷路、腱或韧带附着处,仍终身保存少量编织骨,这些编织骨往往与板层骨掺杂存在。某些骨骼疾病,如畸形性骨炎、氟中毒、原发性甲状旁腺功能亢进引起的囊状纤维性骨炎、肾病性骨营养不良和骨肿瘤等,都会出现编织骨,并且最终可能在患者骨中占绝对优势。束状骨比较少见,也属粗纤维骨。它与编织骨的最大差异是胶原纤维束平行排列,骨细胞分布于相互平行的纤维束之间。

(二)板层骨

板层骨又称次级骨组织,它以胶原纤维束高度有规律地成层排列为特征。

胶原纤维束一般较细,因此又有细纤维骨之称。细纤维束直径通常为 $2\sim4~\mu m$,它们排列成层,与骨盐和有机质结合紧密,共同构成骨板。同一层骨板内的纤维大多是相互平行的,相邻两层骨板的纤维层则呈交叉方向。骨板的厚薄不一,一般为 $3\sim7~\mu m$。骨板之间的矿化基质中很少存在胶原纤维束,仅有少量散在的胶原纤维。骨细胞一般比编织骨中的细胞小,胞体大多位于相邻骨板之间的矿化基质中,但也有少数散在于骨板的胶原纤维层内。骨细胞的长轴基本与胶原纤维的长轴平行,显示了有规律的排列方向。

在板层骨中,相邻骨陷窝的骨小管彼此通连,构成骨陷窝-骨小管-骨陷窝通道网。由于骨浅部骨陷窝的部分骨小管开口于骨的表面,而骨细胞的胞体和突起又未充满骨陷窝和骨小管,因此该通道内有来自骨表面的组织液。通过骨陷窝-骨小管-骨陷窝通道内的组织液循环,既保证了骨细胞的营养,又保证了骨组织与体液之间的物质交换。若骨板层数过多,骨细胞所在位置与血管的距离超过 $300~\mu m$,则不利于组织液循环,其结果往往导致深层骨细胞死亡。一般认为,板层骨中任何一个骨细胞所在的位置与血管的距离均在 $300~\mu m$ 以内。

板层骨中的蛋白多糖复合物含量比编织骨少,骨基质染色呈嗜酸性,与编织骨的染色形成明显的对照。板层骨中的骨盐与有机质的关系十分密切,这也是与编织骨的差别之一。板层骨的组成成分和结构的特点,赋予板层骨抗张力强度高、硬度强的特点;而编织骨的韧性较大,弹性较好。编织骨和板层骨都参与松质骨和密质骨的构成。

第四节　骨的组织结构

人体的 206 块骨分为多种类型,其中以长骨的结构最为复杂。长骨由骨干和骨骺两部分构成,表面覆有骨膜和关节软骨。典型的长骨,如股骨和肱骨,其骨干为一厚壁而中空的圆柱体,中央是充满骨髓的大骨髓腔。长骨由密质骨、松质骨和骨膜等构成。密质骨为松质骨质量的 4 倍,但松质骨代谢却为密质骨的 8 倍,这是因为松质骨具有大量表面积,为细胞活动提供了条件。松质骨一般存在于骨干端、骨骺和如椎骨的立方形骨中,松质骨内部的板层或杆状结构形成了沿着机械压力方向排列的三维网状构架。松质骨承受着压力和应变张力的合作用,但压力负荷仍是松质骨承受的主要负载形式。密质骨组成长骨的骨干,承受弯曲、扭转和压力载荷。长骨骨干除骨髓腔面有少量松质骨外,其余均为密质骨。骨干中部的密质骨最厚,越向两端越薄。

一、密质骨

骨干主要由密质骨构成,内侧有少量松质骨形成的骨小梁。密质骨在骨干的内外表层形成环骨板,在中层形成哈弗斯系统和间骨板。骨干中有与骨干长轴几乎垂直走行的穿通管,内含血管、神经和少量疏松结缔组织,结缔组织中有较多骨祖细胞;穿通管在骨外表面的开口即为滋养孔。

(一)环骨板

环骨板是指环绕骨干外、内表面排列的骨板,分别称为外环骨板和内环骨板。

1.外环骨板

外环骨板厚,居骨干的浅部,由数层到十多层骨板组成,比较整齐地环绕骨干平行排列,其表面覆盖骨外膜。骨外膜中的小血管横穿外环骨板深入骨质中。贯穿外环骨板的血管通道称穿通管,其长轴几乎与骨干的长轴垂直。通过穿通管,营养血管进入骨内,和纵向走行的中央管内的血管相通。

2.内环骨板

内环骨板居骨干的骨髓腔面,仅由少数几层骨板组成,不如外环骨板平整。内环骨板表面衬以骨内膜,后者与被覆于松质骨表面的骨内膜相连续。内环骨板中也有穿通管穿行,管中的小血管与骨髓血管通连。从内、外环骨板最表层骨陷窝发出的骨小管,一部分伸向深层,与深层骨陷窝的骨小管通连;一部分伸向表面,终止于骨和骨膜交界处,其末端是开放的。

(二)哈弗斯骨板

哈弗斯骨板介于内、外环骨板之间,是骨干密质骨的主要部分,它们以哈弗斯管为中心呈同心圆排列,并与哈弗斯管共同组成哈弗斯系统。哈弗斯管也称中央管,内有血管、神经及少量结缔组织。长骨骨干主要由大量哈弗斯系统组成,所有哈弗斯系统的结构基本相同,故哈弗斯系统又有骨单位之称。

骨单位为厚壁的圆筒状结构,其长轴基本上与骨干的长轴平行,中央有一条细管称中央管,围绕中央管有5~20层骨板呈同心圆排列,宛如层层套入的管鞘。改建的骨单位不全是呈单纯的圆柱形,可有许多分支互相吻合,具有复杂的立体构型。因此,可以见到由同心圆排列的骨板围绕斜形的中央管。中央管之间还有斜形或横形的穿通管互相连接,但穿通管周围没有同心圆排列的骨板环绕,据此特征可区别穿通管与中央管。哈弗斯骨板一般为5～20层,故不同骨单位的横断面积大小不一。每层骨板的平均厚度为3 μm。

骨板中的胶原纤维绕中央管呈螺旋形行走,相邻骨板中胶原纤维互成直角关系。骨板中的胶原纤维的排列是多样性的,并根据胶原纤维的螺旋方向,将骨单位分为3种类型:Ⅰ型,所有骨板中的胶原纤维均以螺旋方向为主;Ⅱ型,相邻骨板的胶原纤维分别呈纵形和环行;Ⅲ型,所有骨板的胶原纤维以纵形为主,其中掺以极少量散在的环行纤维。不同类型骨单位的机械性能有所不同,其压强和弹性系数以横形纤维束为主的骨单位最大,以纵形纤维束为主的骨单位最小。每个骨单位最内层骨板表面均覆以骨内膜。

中央管长度为3～5 mm,中央管的直径因各骨单位而异,差异很大,平均300 μm,内壁衬附一层结缔组织,其中的细胞成分随着每一骨单位的活动状态而各有不同。在新生的骨质内多为骨祖细胞,被破坏的骨单位则有破骨细胞。骨沉积在骨外膜或骨内膜沟表面形成的骨单位,或在松质骨骨骼内形成的骨单位,称为初级骨单位。中央管被同心圆骨板柱围绕,仅有几层骨板。初级骨单位常见于未成熟骨,如幼骨,特别是胚胎骨和婴儿骨。随着年龄增长,初级骨单位也相应减少。次级骨单位与初级骨单位相似,是初级骨单位经改建后形成的。次级骨单位或称继发性哈弗斯系统,有一黏合线,容易辨认,并使其与邻近的矿化组织分开来。

中央管中通行的血管不一致。有的中央管中只有一条毛细血管,其内皮有孔,胞质中可见吞饮小泡,包绕内皮的基膜内有周细胞。有的中央管中有两条血管,一条是小动脉,另一条是小静脉。骨单位的血管彼此通连,并与穿通管中的血管交通。在中央管内还可见到细的神经纤维,与血管伴行,大多为无髓神经纤维,偶可见有髓神经纤维,这些神经主要由分布在骨外膜的神经纤维构成。

(三) 间骨板

间骨板位于骨单位之间或骨单位与环骨板之间,大小不等,呈三角形或不规则形,也由平行排列骨板构成,大都缺乏中央管。间骨板与骨单位之间有明显的黏合线分界。间骨板是骨生长和改建过程中哈弗斯骨板被溶解吸收后的残留部分。

在以上3种结构之间,以及所有骨单位表面都有一层黏合质,呈强嗜碱性,为骨盐较多而胶原纤维较少的骨质,在长骨横断面上呈折光较强的轮廓线,称黏合线。伸向骨单位表面的骨小管,都在黏合线处折返,不与相邻骨单位的骨小管连通。因此,同一骨单位内的骨细胞都接受来自其中央管的营养供应。

二、松质骨

长骨两端的骨骺主要由松质骨构成,仅表面覆以薄层密质骨。松质骨的骨小梁粗细不一,相互连接而成拱桥样结构,骨小梁的排列配布方向完全符合机械力学规律。骨小梁也由骨板构成,但层次较薄,一般不显骨单位,在较厚的骨小梁中,也能看到小而不完整的骨单位。例如,股骨上端、股骨头和股骨颈处的骨小梁排列方向,与其承受的压力和张力曲线大体一致;而股骨下端和胫骨上、下端,由于压力方向与它们的长轴一致,故骨小梁以垂直排列为主。骨所承受的压力均等传递,变成分力,从而减轻骨的负荷,但骨骺的抗压抗张强度小于骨干的抗压抗张强度。松质骨骨小梁之间的间隙相互连通,并与骨干的骨髓腔直接相通。

三、骨膜

骨膜是由致密结缔组织组成的纤维膜。包在骨表面的较厚层结缔组织称骨外膜,被衬于骨髓腔面的薄层结缔组织称骨内膜。除骨的关节面、股骨颈、距骨的囊下区和某些籽骨表面外,骨的表面都有骨外膜。肌腱和韧带的骨附着处均与骨外膜连续。

(一)骨外膜

成人长骨的骨外膜一般可分为内、外两层,但两者并无截然分界。

纤维层是最外的一层薄的、致密的、排列不规则的结缔组织,其中含有一些成纤维细胞。结缔组织中含有粗大的胶原纤维束,彼此交织成网状,有血管和神经在纤维束中穿行,沿途有些分支经深层穿入穿通管。有些粗大的胶原纤维束向内穿进骨质的外环层骨板,亦称穿通纤维,起固定骨膜和韧带的作用。骨外膜内层直接与骨相贴,为薄层疏松结缔组织,其纤维成分少,排列疏松,血管及细胞丰富,细胞贴骨分布,排列成层,一般认为它们是骨祖细胞。

骨外膜内层组织成分随年龄和功能活动而变化,在胚胎期和出生后的生长期,骨骼迅速生成,内层的细胞数量较多,骨祖细胞层较厚,其中许多已转变为成骨细胞。成年后骨处于改建缓慢的相对静止阶段,骨祖细胞相对较少,不再排列成层,而是分散附着于骨的表面,变为梭形,与结缔组织中的成纤维细胞很难区别。当骨受损后,这些细胞又恢复造骨的能力,变为典型的成骨细胞,参与新的骨质形成。由于骨外膜内层有成骨能力,故又称生发层或成骨层。

（二）骨内膜

骨内膜是一薄层含细胞的结缔组织，衬附于骨干和骨骺的骨髓腔面及所有骨单位中央管的内表面，并且相互连续。骨内膜非常薄，不分层，由一层扁平的骨祖细胞和少量的结缔组织构成，并和穿通管内的结缔组织相连续。非改建期骨的骨内膜表面覆有一层细胞称为骨衬细胞，细胞表型不同于成骨细胞。一般认为它是静止的成骨细胞，在适当刺激下，骨衬细胞可再激活成为有活力的成骨细胞。

骨膜的主要功能是营养骨组织，为骨的修复或生长不断提供新的成骨细胞。骨膜具有成骨和成软骨的双重潜能，临床上利用骨膜移植，已成功地治疗骨折延迟愈合或不愈合、骨和软骨缺损、先天性腭裂和股骨头缺血性坏死等疾病。骨膜内有丰富的游离神经末梢，能感受痛觉。

四、骨髓

骨松质的腔隙彼此通连，其中充满小血管和造血组织，称为骨髓。在胎儿和幼儿期，全部骨髓呈红色，称红骨髓。红骨髓有造血功能，内含发育阶段不同的红骨髓和某些白细胞。在 5 岁以后，长骨骨髓腔内的红骨髓逐渐被脂肪组织代替，呈黄色，称黄骨髓，黄骨髓失去造血活力，但在慢性失血过多或重度贫血时，黄骨髓可逐渐转化为红骨髓，恢复造血功能。在椎骨、髂骨、肋骨、胸骨及肱骨和股骨等长骨的骨骺内终生都是红骨髓，因此临床常选髂前上棘或髂后上棘等处进行骨髓穿刺，检查骨髓象。

第二章

骨 科 急 救

第一节　骨折的急救

　　骨的完整性、连续性发生部分或完全断裂者称为骨折。其原因多为外伤,亦可因骨骼病变而引起病理骨折。外伤可造成多部位骨折及合并伤,亦可并发内脏、神经及血管损伤,或骨折断端与外界相通而成为开放性骨折,严重者可发生休克、脂肪栓塞综合征、呼吸窘迫综合征、筋膜间室综合征、深静脉血栓形成及败血症等。故应注意全身及局部情况,尤其是颅脑、胸腹部脏器、重要神经及血管和伤口情况,如早期处理不当或忽略,常导致严重后果,甚至危及生命。

　　一、临床表现和诊断

　　(一)病史

　　一般有外伤史,应注意有无引起骨骼改变的全身或局部性病变,以排除病理性骨折。

　　(二)主要症状、体征

　　局部疼痛、肿胀、瘀斑、局部压痛、畸形和功能障碍,可有异常活动与骨擦音、伤口出血及骨折端外露、骨传导音改变等。青枝骨折、嵌入骨折、裂纹骨折,或有较多肌肉包绕的部位,如股骨颈骨折等,体征常不明显,应警惕漏诊。

　　(三)影像学检查

　　包括正侧位透视及 X 线片,必要时摄斜位片或健侧对称部位 X 线片,亦可在2周后摄片以确定诊断。该检查可明确骨折类型、移位情况,为治疗提供依据。CT 扫描应是 X 线检查后的进一步检查手段,以明确骨折移位、骨片大小和分布等细节,并可获得三维重建影像。

(四)其他检查

检查有无因骨折而引起的并发症及合并伤。

二、急救措施

急救是骨折治疗的重要环节。现场处理原则,首先是防治休克,并防止进一步损伤重要神经、血管、脏器及由闭合性骨折转变为开放性骨折,预防感染,为以后治疗创造良好条件。疑骨折者按骨折处理。

(一)一般处理

迅速了解病情,询问病史及检查时勿费时过多。

(1)防治休克、局部固定、吸氧、补充血容量。

(2)保持呼吸道通畅。

(3)镇静止痛:口服止痛片或三七片,剧痛者注射哌替啶、吗啡或苯巴比妥钠。脑震荡患者和老年患者、小儿患者不得用吗啡。

(4)保暖,但勿热敷局部。

(二)伤口处理

(1)止血:剪开衣或裤,用无菌敷料或干净布类覆盖伤口加压包扎,或用止血钳钳夹、结扎止血。如无效,则用止血带。应用气囊止血带需加衬垫,且松紧合适,一般上肢置于上臂上部、下肢置于大腿上部,每次0.5~1.0小时,然后放松3~5分钟。上止血带后必须有明显标记,并正确记录上止血带时间、压力大小与时间,注意交班,以免发生严重后果。

(2)外露骨折端不应复位,以无菌敷料或干净布类包扎。

(3)注射破伤风抗毒素(TAT),口服磺胺药或注射抗生素预防感染。

(三)骨折固定

(1)迅速固定伤肢或躯干部,防止进一步损伤。可就地取材,就地固定。勿急于搬动或扶患者站立行走。固定物有三角巾、绷带、棉垫、夹板、托马斯夹板等,亦可以包袱布、头巾、薄木板、竹板、硬纸板、棍棒、枪支等作为替代物。固定前对患肢稍加牵引。

(2)上肢固定:锁骨骨折以三角巾悬吊患侧上肢,屈肘90°位。肩部、上臂与肘部骨折用三角巾作颈腕带悬吊,屈肘90°,腋下置一小棉垫,上臂贴近胸壁。前臂与腕部骨折用三角巾或托板固定,颈腕带悬吊,屈肘90°。手部骨折使手握绷带卷后固定。

（3）下肢固定：髋部与大腿骨折用托马斯夹、长木板于后侧或外侧进行固定，亦可利用健肢作固定物，立即将两下肢捆扎在一起。小腿骨折用托马斯夹板、木板固定，超过上下关节即可。踝与足骨折可用枕头紧围小腿、踝足部进行临时应急固定。

（四）转运患者

迅速转运患者到有条件的医院治疗。

第二节　脱位的急救

构成关节的各骨之间的关节面失去正常相互位置而彼此移位者称为脱位。其原因多为外伤，以青壮年常见，亦可因关节结核、化脓性关节炎等病变导致病理性脱位。先天性脱位不在此文讨论。关节脱位与骨折之比约为1∶18，有时脱位可合并骨折。大关节脱位中以肘关节最多，其次为肩关节、髋关节。其主要病理变化是关节囊、韧带损伤，关节面移位，亦可因关节面外露而成为开放性脱位，错位之骨端偶可伤及内脏、重要神经血管而致严重后果。

一、临床表现和诊断

（1）病史：一般有外伤史，注意早已存在的关节病变。

（2）主要症状、体征：局部疼痛、肿胀、瘀斑、关节盂空虚、关节畸形、肢体缩短、弹性固定和功能障碍，可于脱位关节附近触及不正常的骨性突起及骨性标志的关系改变，亦可有伤口出血、骨端外露。

（3）影像学检查：包括正侧位X线片，必要时摄斜位或轴位以明确诊断，并确定脱位类型、移位情况及有无骨折等，为治疗提供依据。相对位置不明，或有骨片、软组织嵌塞，或半脱位、骨片嵌塞等CT扫描可提供帮助。

（4）注意有无其他部位合并伤或因脱位而引起的重要神经、血管及内脏损伤等。

二、急救措施

（1）复位越早，功能恢复越好。

（2）镇静止痛：口服止痛片、三七片，剧痛者注射哌替啶、吗啡或苯巴比妥钠。脑震荡者不用吗啡。

（3）伤口处理：用无菌敷料、干净布类覆盖伤口并加压包扎，或用止血钳钳夹、结扎止血，如无效且位于肢体远端者可应用止血带。

（4）开放性脱位注射 TAT，口服磺胺药或注射抗生素预防感染。

（5）固定：迅速固定伤肢或躯干部，防止进一步损伤，可就地取材就地固定。勿急于搬动或扶患者站立。固定物有三角巾、绷带、棉垫、夹板、托马斯夹板等，亦可以包袱布、头巾、薄板、竹板、硬纸板、大本杂志等作为临时替代物。肩、肘关节脱位以三角巾作颈腕带悬吊伤肢，屈肘位。髋关节脱位以托马斯夹板固定，或用长木板于外侧进行固定，从腋下达足跟部。

（6）迅速转运患者到有条件的医院治疗。

第三节　肢体大血管损伤的急救

肢体大血管损伤多系外伤（如爆炸、刺伤、枪弹伤、骨折、脱位或软组织挫裂伤）所致，常发生肢体坏死。一般分为开放性和闭合性两类。局部损伤的轻重与血管损伤程度不一定相平行，有时可因误诊而导致严重后果。血管可以因受压痉挛，亦可为挫伤后血管内膜层断裂、外膜下断裂，甚至血管部分或完全断裂。

一、临床表现和诊断

早期诊断是减少截肢和降低病死率的关键。

（1）典型外伤史，可合并骨折、脱位。

（2）失血性休克表现。

（3）局部症状体征：①早期肢体疼痛，晚期因神经缺血，疼痛消失。②损伤远侧动脉搏动减弱或消失。③局部可有伤口、搏动性出血或闻及血流杂音。④损伤动脉远侧肢体苍白、发绀、无力或瘫痪，皮肤温度降低，感觉减退或消失，可有水肿。

（4）X 线检查及血管造影可供参考。磁共振血管成像（MRA）检查有助于血管损伤部位的确定。多普勒亦有助于寻找血流中断定位。

二、治疗

肢体外伤后出现血液循环障碍时,应紧急处理,必要时手术探查。

(1)止血:用无菌敷料、干净布类覆盖伤口并加压包扎,亦可用手指、手掌压迫伤口或其近侧动脉主干数分钟后再绷扎,如仍不能止血,即于肢体近侧使用止血带并做标记。

(2)合并骨折、脱位者予以固定,以减轻疼痛,并防止进一步损伤。宜尽早复位以减轻对动脉的压迫。

(3)闭合性动脉损伤应拆除过紧的包扎物、石膏管型,并屈肘(膝)以减少血管的牵拉张力。

(4)合并骨折者,在修复动脉之前可行内固定,或术后行石膏、夹板外固定。

(5)骨折和严重软组织损伤后肢体明显肿胀或有深筋膜下血肿形成,致血管受压时可行筋膜切开减压。

(6)手术探查血管:在伤后 6~8 小时内,血液完全中断者需立即手术修复血管,如有部分侧支循环而出现供血不足症状,应择期手术修复血管,前臂或小腿 1 条动脉损伤,可不需手术修复。如为血管痉挛,给予麻醉或以 0.25% 罂粟碱溶液纱布湿敷以解除痉挛,必要时切除后吻合,注意勿将血管内膜损伤、撕(断)裂、血栓堵塞等误为血管痉挛。

探查指征:①肢体远端脉搏减弱或消失。②有活动性或动脉出血史。③巨大或继续增大的血肿。④大出血伴休克。⑤血管邻近的神经损伤。⑥伤口附近有较大动脉。⑦某些部位的骨折脱位应怀疑血管损伤,如锁骨下动脉、肱动脉、腘动脉等。

酌情进行下列 5 种血管手术:①血管缝合术,动脉壁仅有一线形裂口,内膜无挫伤,可单纯缝合。②静脉片移植修补术,动脉壁有缺损,缝合后易发生狭窄者。③血管对端吻合术,动脉大部或完全断裂者。④血管移植术,动脉完全断裂并有较长缺损,两断端不能对合或对合后张力较大者。可移植自体大隐静脉,人造血管及异体血管。⑤血管结扎术,侧支循环丰富的部位可用不吸收缝线双重结扎损伤动脉。

(7)应用抗生素,开放性者注射 TAT。

(8)应用抗凝药与血管扩张药:静脉滴注低分子右旋糖酐等 7 天,每天 500~1 000 mL。罂粟碱60 mg,6 小时肌内注射 1 次,用 5~7 天,亦可与托拉苏林合用,6 小时 1 次,每次肌内注射 25 mg。

第四节　胸部损伤合并张力性气血胸的急救

严重胸部损伤常伴有休克和气血胸,其呼吸循环功能扰乱较重,可出现不同程度的呼吸困难、咳血、发绀与皮下气肿,重者在1～2天内发生急性呼吸窘迫综合征(ARDS)。

胸部穿入性损伤,气管、支气管或食管破裂,肋骨骨折戳破胸膜、肺组织时,均可发生气胸,而以张力性气胸最为严重,本病又称高压性气胸或活门(瓣)性气胸,其中半数合并血胸。本症需及时治疗,延误易导致休克及呼吸衰竭。

一、病理生理

正常胸膜腔保持-0.8～-1 kPa 或-81.6～-10.2 kPa 的负压。当发生肺、气管裂伤及与胸腔相通的活瓣状胸壁损伤时,空气进入胸膜腔后负压消失,使肺组织萎缩。由于吸气时活瓣开放,空气进入胸膜腔而呼气时活瓣关闭,胸膜腔内气体不能排出,如此反复进行呼吸后,胸膜腔内气体增多,压力升高,伤肺严重受压而萎陷,纵隔移向健侧,健肺亦不同程度萎缩,使肺换气功能受限制。由于负压消失和纵隔移位,回心血量减少,循环系统功能发生障碍,故引起严重缺氧和休克,迅速发生呼吸循环衰竭,甚至急速死亡。

血胸出血来源:①心脏及大血管损伤;②胸壁血管损伤;③肺裂伤。它可加重张力性气胸所致之呼吸循环功能障碍,并造成失血,甚至失血性休克,且易招致感染而转变为脓胸。

二、临床表现和诊断

(一)病史

有胸部外伤史,常合并有其他部位损伤。

(二)临床表现

(1)进行性呼吸困难,发绀。

(2)气管移位:偏向健侧。

(3)皮下气肿和纵隔气肿:多数伴有头颈、上肢及胸部广泛性皮下气肿,按之捻发音(感)明显。

（4）胸廓可不对称（多根、多处肋骨骨折），伤侧呼吸动度下降，肋间隙饱满，叩诊呈鼓音，下部叩实，肺呼吸音降低或消失，示积液。

（5）可合并休克、咳血与贫血。

（三）影像学检查

X线明确肋骨骨折及气血胸的存在。血胸表现为肋膈角消失，下胸部不清晰，可见液平面。CT检查可显示肺部损伤及积液。

（四）胸腔测压

出现高气压。若呼气、吸气时压力之平均值＞＋153.1 kPa，或抽气后隔一段时间再测压又升高者，则为张力性气胸。

三、治疗措施

治疗原则是排出胸腔内气体和血液，解除肺和纵隔受压，必要时手术以堵塞气、血来源，修补裂口。

（一）非手术治疗

（1）立即于患侧第2肋间行胸腔穿刺，抽吸气体，待病情平稳后，于同一部位作胸腔闭式引流，持续排出气体。紧急时，亦可用粗针头临时代替，其末端缚以橡皮指套，于指套盲端剪一小口，针刺入胸腔后，气体可排出而不能进入胸腔。

（2）并血胸者于患侧第9或第10肋间腋后线处行胸腔穿刺，抽出血液后注入适量抗生素。或于胸腔内置入较粗橡皮管行闭式引流，期间鼓励咳嗽、咳痰、深呼吸以利张肺，5～6天后排气、排液停止，X线检查显示肺已复张后，即可拔除引流管。

（3）肋骨骨折给予压迫或提悬固定，胸壁创口、胸壁软化予以相应处理。

（4）卧床可半坐位，吸氧、镇静止痛、输液输血、抗休克等。

（5）如有锐器刺入胸腔，应在手术室内准备后拔出，即行扩创、修补、止血等。

（二）手术治疗

经胸腔闭式引流等仍不能控制病情时，表示有广泛肺裂伤或气管、支气管破裂，应开胸探查。

常用手术方式有下列4种。

（1）气管、支气管破裂：修补裂口。

（2）纵隔内脏损伤：立即修补。

（3）肺挫裂伤或肺门血管破裂：修补或行肺叶、肺段切除术。

（4）纵隔气肿致广泛皮下气肿者,必要时可于胸骨切迹上缘作横行小切口,切开气管前筋膜以引流排气。

第五节 骨盆骨折脱位合并出血性休克的急救

骨盆骨折脱位常为强大暴力从侧面或前后方挤压所致,多见于青壮年。严重骨盆环骨折脱位,如粉碎性骨盆环骨折、骨盆环两处以上骨折、耻骨联合分离合并骶髂关节脱位或髂骨骨折、一侧耻骨上下支骨折合并同侧骶髂关节脱位,常导致大出血及神经刺激症状而发生休克。腹膜后出血常是患者死亡的主要原因。在骨折中,骨盆骨折的死亡率居第 3 位。

一、病理生理

骨盆附近有许多重要器官,由于后部盆壁有大血管、静脉丛等,骨折可致盆腔、腹腔脏器破裂,大血管或静脉丛损伤。骨盆前环骨折易伤及髂外动静脉、股动静脉及闭孔动静脉;骨盆后环骨折易伤及髂内动静脉及其分支,患者常因大出血而发生休克,其出血来源主要为髂内动静脉分布区:①盆腔静脉丛破裂;②松质骨断端出血;③盆腔大血管(髂腰、臀上、臀下、闭孔、阴部内动脉)损伤;④盆壁肌肉及盆腔内脏器损伤。血肿可位于会阴、腹壁、腰及臀部等表浅部位,亦可形成腹膜后巨大血肿,甚至到达肾区或横膈下,积血可多至 2 000~4 000 mL,常出现腹膜刺激症状。

二、临床表现和诊断

（1）典型外伤史:注意暴力方向及疼痛部位。凡严重骨盆前后环骨折,尤其前环骨折并休克者,应高度怀疑盆腔血管损伤。

（2）休克患者表现为烦躁、神志恍惚、面色苍白、四肢皮肤湿冷、唇及指端发绀、脉细速、血压低、尿少等。

（3）局部肿胀、疼痛、压痛、足背动脉及胫后动脉搏动减弱或消失,其他尚有瘀斑、血肿、畸形、下肢短缩、功能障碍、骨擦音、骨盆挤压及分离试验阳性。腹膜后出血的主要症状是腹部和背部疼痛,并伴有失血征象。

（4）内脏损伤以膀胱、尿道损伤最常见,其次为直肠、大血管及神经损伤。患者如能排尿或导尿见尿液澄清者,则无尿路损伤;血尿则提示肾或膀胱损伤,但前尿道破裂时严禁自动排尿以避免尿外渗;导尿后仍无尿或尿很少时,可能为膀胱破裂或休克,膀胱破裂则会伴有腹膜炎症状;导尿失败,且尿道口滴血、膀胱区膨胀、会阴部肿胀、排尿困难者,为尿道断裂。腹膜后血肿多有腹胀、腹痛、压痛、反跳痛、肠鸣音减弱或消失等,腹腔穿刺两侧均有血为腹腔内出血,均无血则为腹膜后血肿,但应注意假象。髂外动脉损伤后足背动脉搏动减弱或消失。

(5)X 线检查:整个骨盆的正位片,必要时摄骶尾骨侧位片或骶髂关节斜位片,以确定骨折脱位的部位及其性质。CT 检查是 X 线检查的补充,可以明确大小骨折脱位的方向、移位程度、复位路径。对骨片嵌塞关节及大肿块影者,有助于手术目标的确定。

三、治疗措施

治疗原则如图 2-1 所示。

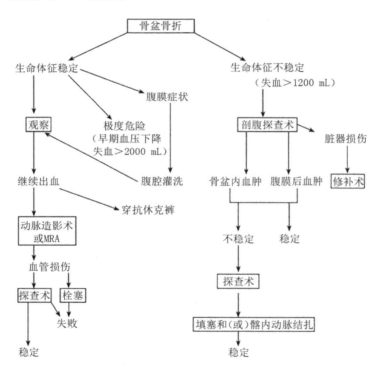

图 2-1 骨盆骨折合并腹膜后出血的治疗原则

(1)迅速询问患者病史并作检查,疑骨折者按骨折处理。平卧木板床,用多头带、宽布或绷带固定骨盆部,其他部位骨折亦予适当固定。

(2)早期抗休克:输液、输血以补充血容量,止痛、镇静、吸氧、应用抗休克裤等。

(3)一侧或两侧骨盆上移或耻骨联合分离者行患侧或两侧下肢牵引。

（4）伤口处理：开放性创伤立即以无菌敷料或干净布类覆盖并加压包扎。争取早期清创、止血，注射 TAT 及抗生素。

（5）手术探查：失血性休克经大量输血无效，触及增大的血肿，血管造影证实为大血管出血，或开放性骨盆骨折，均应立即手术。髂外动脉破裂争取修补，髂内动静脉损伤、大量渗血或盆腔静脉丛出血者，可行伤侧或两侧髂内动脉双重结扎，必要时亦结扎髂内动脉。如病情可以接受 DSA 检查，可在 DSA 下行血管栓堵术，借以避免手术。

（6）如有条件，可行动脉造影栓塞术，用凝固的自体静脉血块来阻断出血血管的血流。或用淀粉栓、钢丝栓等来进行栓堵术。

（7）并发症处理：合并尿道、膀胱、直肠或神经损伤者，立即手术探查并作相应处理。

（8）后腹膜血肿或腹腔内少量积血，常出现腹胀、肠麻痹等表现，宜严密观察，不宜贸然剖腹探查，除非怀疑腹腔内出血和空腔脏器损伤，有趋重典型的腹膜刺激症状。

第六节　脂肪栓塞综合征的急救

脂肪栓塞综合征是肺泡膜（肺泡-毛细血管膜）发生病理变化，导致气体交换障碍而造成急性呼吸衰竭的一种综合征。其临床特征是换气障碍、心动过速、颈部及胸前皮内出血点、发热乃至猝死等。

最常见于长骨骨折，尤其是下肢长骨骨折、骨盆骨折及多发性骨折。开放性骨折发生本症的百分率远比闭合性骨折发生率低，分别为 2% 与 30%。亦可见于人工关节置换及剖胸剖腹手术、灼伤、中毒、感染、胸外心脏按压、高空飞行、大量应用皮质激素、某些内科疾病等。本症与休克关系密切，休克期长则发生本症的可能性大。

本症发生率约 1%，男性多于女性，约为 3∶1，儿童并非少见，死亡率 10%～20%，昏迷者预后不良。肺栓塞是本症死亡的主要原因。

脂肪栓塞是指脂肪栓进入血流造成栓塞，但不出现临床症状，只有出现临床症状才称为脂肪栓塞综合征。

一、病理生理

血管内脂肪来源有两种学说。

(一)机械学说

脂肪来自骨折处的骨髓腔内脂肪。骨折后发生脂肪组织破裂,静脉窦损伤,骨髓腔内压力升高,脂肪阻塞毛细血管和小血管而形成脂肪栓塞。

(二)化学学说

血液中原有脂类,在外伤等应激情况下,使乳糜小粒集结成脂肪球,最后阻塞毛细血管和小血管。

脂肪在肺血管形成栓塞后,开始为机械性阻塞,仅引起中度氧合不足,呼吸增快,经 $24\sim72$ 小时后,栓塞的中性脂肪水解成脂酸和油酸,继而出现小毒性(化学性)血管炎、间质性肺炎和急性肺水肿,最后发生呼吸困难综合征。据报道,本症有 $50\%\sim75\%$ 患者出现呼吸困难综合征。脑、肾等器官亦可发生脂肪栓塞。

二、临床表现和诊断

本症分为不完全型(部分综合征)、完全型(非暴发型或亚急性)和暴发型(急性)3 型。暴发型于伤后短时间清醒,但很快昏迷,并急性右心衰竭或肺梗死,有时出现痉挛、手足抽动,在 $1\sim3$ 天内突然死亡。点状出血少见,胸部 X 线片常示阴性,确诊困难,多在尸检时发现。完全型最多见,伤后 $1\sim2$ 天出现典型呼吸系统和脑部症状,以及皮肤黏膜瘀斑三联征。

本症诊断主要根据创伤病史、临床表现、胸部 X 线片及实验室检查,其中以呼吸系统及神经系统症状、皮肤点状出血、PaO_2 下降为重要依据。

(一)典型临床表现

(1)呼吸系统:呼吸急促,咳嗽有血痰或脂痰,肺有干湿性啰音,可有发绀、呼吸不规则,甚至出现潮式呼吸或呼吸骤停。

(2)神经系统:继发于呼吸功能障碍的低氧血症,常有头痛、兴奋不安、失眠或嗜睡、谵妄、精神错乱、神志不清或昏迷,躯干或肢体肌肉痉挛、尿失禁等。

(3)皮肤点状出血:出现率 $20\%\sim50\%$,多在伤后 $2\sim9$ 天内出现于锁骨上、前胸及颈侧方,呈散在或簇状,经数小时或数天后消退。

(4)发热,心率增快:一般体温超过 38 ℃,心率在 120 次/分钟以上。

(5)眼底血管可见脂肪栓塞、渗出或出血。

(二)胸部影像学检查

全肺散在风雪状阴影,即所谓"暴风雪影像",部分患者合并出现右心负荷影像。CT 扫描见肺部分萎陷、部分扩张并存。

(三)实验室检查

(1)动脉氧分压(PaO₂)测定:连续测定呈下降趋势,如降至 8.0 kPa(60 mmHg)以下,应考虑本症。

(2)血沉增快,一般超过 70 mm/h。

(3)血小板及血红蛋白下降。

(4)约 50%患者出现血清脂肪酶和游离脂酸升高。

(5)血、尿或痰中可检出脂肪滴。血凝块快速冷冻切片可检出中性脂肪球。

本症应与颅脑损伤、急性呼吸困难综合征、挤压综合征、创伤后败血症等鉴别。

三、治疗

主要是支持呼吸和应用类固醇药物,保护重要器官,纠正缺氧及酸中毒,防止并发症。

(一)支持呼吸

保持呼吸道通畅,吸入浓度为 40%的氧气。轻者用鼻管或面罩给氧,对暴发型或非暴发型者行气管插管后接人工呼吸器,病程较长时行气管切开,并安置人工呼吸器,潮气量>1 000 mL 为宜,频率 12~18 次/分钟。亦可采用呼气终末正压(PEEP),使 PaO₂ 维持在 9.3 kPa(70 mmHg)以上。

(二)激素应用

可应用氢化可的松 2~3 天,每天量 1.0~1.5 g。或用甲泼尼龙,首次 25 mg 静脉滴注,以后每 6 小时 80 mg,维持 3 天。

(三)肺水肿治疗

主要用高渗葡萄糖和利尿剂。可在高渗糖中加入氨基酸、胰岛素,以降低儿茶酚胺的分泌,减少体脂分解,缓解游离脂酸的毒性。亦可输入全血及清蛋白,同时供氧。

(四)其他治疗

(1)头部物理降温(冰帽)、人工冬眠。

(2)纠正酸中毒可应用碱性药。

(3)抑肽酶可降低骨折、创伤后一过性高脂血症,防止其对毛细血管的毒性作用,并抑制骨折血肿内激肽释放和组织蛋白分解,减缓脂肪颗粒进入血流的速度。每天静脉滴注 100 万单位。

(4)肝素有助于乳化的脂肪重新进入组织内,增加微循环血流量。每 6～8 小时静脉滴注 10～50 U。

(5)低分子右旋糖酐可降低血液黏稠度、提高血容量,每 12 小时静脉滴注 500 mL。

四、预防

(1)骨折急救给予严格固定。

(2)人工关节置换术中,在股骨髓腔内插入股骨柄和注入骨水泥前先插入吸引器,作骨髓腔内吸引、排气减压,减少脂肪栓子进入血内的概率。

(3)严重创伤患者,每天静脉滴注抑肽酶 30 万～50 万单位。利血平、氨茶碱、阿司匹林、磷酸肌醇亦有一定作用。

(4)预防和救治休克。

第七节　骨骺与骺板损伤的急救

骨骺与骺板损伤占儿童长骨骨折的 6%～15%,由于骨骺和骺板在 X 线上不显影,故儿童骨端损伤较重时,即使无明显 X 线征,亦应警惕存在骨骺损伤。骨骺和骺板因结构的力学强度较弱,如关节部位韧带和关节囊的机械强度比骺板大 2～5 倍,故易受损伤。

骨骺分离多见于年龄较大的儿童,骨骺和干骺未愈合之前它主要由间接牵拉暴力引起,最常见于桡骨下端、肱骨上端和肱骨下端。由于它主要累及骺软骨的肥大层,一般预后较好。骨骺骨折多见于年龄较小的儿童,主要由挤压伤引起,易被忽略,或可发生纵行骨折,新生儿可因接生时用力过猛,或分娩中被产道挤压而导致。由于骺板损伤重,累及生发层而致软骨生长停止,以后可引起骨关节畸形。

一、损伤类型

根据骨折线与骺板的关系,一般分为 5 型。

Ⅰ型:少见,骨折线完全通过骺板薄弱层,软骨生长滞留在骨骺一侧。多见于婴幼儿期或维生素 C 缺乏病、佝偻病等病理性骨骺分离。如累及骺板血运,则预后差。

Ⅱ型:最常见,骨折线通过骺板折向干骺端,分离的骨骺常带有 1 个三角形干骺端骨片。如累及骺板血运则预后较差。

Ⅲ型:骨折线从关节面经骨骺进入骺板,再沿骺板薄弱带延至骺板边缘,为关节内损伤,一般不影响发育。

Ⅳ型:骨折线从关节面开始,经骨骺、骺板全层延至干骺端,为关节内损伤,且不稳定,如无骨桥形成,一般不会引起发育障碍。

Ⅴ型:由严重挤压暴力所致,X 线片不能见到骨折线,诊断困难,因静止细胞层的软骨细胞损伤,故均发生骺板早期闭合,生长停止,预后不佳(图 2-2)。

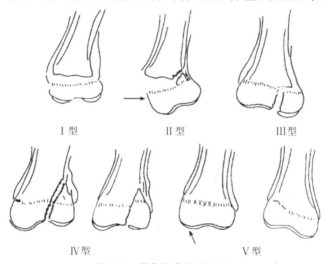

图 2-2　骨骺与骺板损伤分型

二、诊断

(1)骨骺与骺板损伤是儿童常见的创伤,因此对儿童的骨端损伤应高度警惕,在儿童引起类似成人韧带损伤或关节脱位的病例中,应考虑骨骺与骺板损伤。

(2)仔细辨别正常骨化中心和骨折片。为此,必须熟悉正常骨骺的继发骨化中心出现时间及愈合时间,尤其是肘部骨骺的发育情况。

(3)观察骨骺继发骨化中心与干骺端的相对关系,以及与关节上下相应骨端的关系,根据骨骺位置来确定某些无干骺端骨折的骺板损伤。

(4)观察干骺端的三角形骨片,如存在三角形骨片,即可诊断为骺板损伤,并进一步鉴别Ⅲ型或Ⅳ型。

(5)无明显影像学征象者,如损伤较重,应考虑骨骺损伤,并警惕Ⅴ型损伤的可能性。

三、治疗措施

治疗原则应根据损伤类型、时间、开放与否及移位程度来决定。

(1)Ⅰ型、Ⅱ型损伤手法整复外固定3周,Ⅲ型、Ⅳ型损伤以手法整复为主,恢复骺板对位和关节面平整,解剖复位甚为重要,如失败则手术切开复位。手法应轻柔,忌用暴力,于充分牵引后进行,避免骺板进一步损伤。移位轻者不必强求解剖复位。

(2)伤后超过10天者为陈旧性骨骺损伤,不宜再行手法复位,如系关节内骨骺损伤且移位明显时,可切开复位内固定。

(3)手术切开时应尽量少剥离骨骺周围的软组织,以免损伤骨骺血运。勿用器械粗暴撬拨骺板断面。内固定器材一般通过干骺端,如需经过骺板,应垂直插入骺板,切勿横行穿过骺板进行固定。内固定物一般用克氏针,因创伤小,不用螺丝钉或金属丝,术后辅以外固定直至骨折愈合。

(4)骨骺与骺板损伤后畸形的治疗:进行性成角畸形待发育停止后行截骨矫形术。肢体单一骨短缩时,于下肢可行病肢延长术或健肢缩短术,如成对骨骼(尺桡、胫腓骨)中的一骨发生短缩,可延长短缩的骨或缩短较长的骨干。

四、预后

骺板损伤中有25%～33%可发生短缩和畸形,5%～10%发生有临床意义的生长障碍。骺板损伤的预后与损伤类型、开放与否、伤时年龄、受伤部位、骨骺血供及治疗方法有关。

(1)Ⅰ型、Ⅱ型损伤如未伤及骨骺的血供则预后良好,对骨骼生长的影响相对较少;Ⅲ型、Ⅳ型损伤若累及关节腔,要求良好复位,以免影响关节功能及生长,但对骨骼生长的影响明显;Ⅴ型损伤预后差,多遗有骨骼发育异常。

(2)开放性损伤易感染,骺板常因软骨溶解破坏而早期闭合,预后不良。

(3)伤时年龄越小则生长障碍越严重。膝关节、肱骨近端及桡骨近端骨骺及骺板损伤后生长障碍严重,影响亦较大。

(4)骨骺血供受破坏后可发生缺血坏死,随后发生退行性变而停止生长,股骨头、肱骨内、股骨外髁、桡骨头骨骺发生骨骺分离时常导致上述改变,预后较差。

（5）手法复位时用力过大可伤及骺板。手术器械撬拨骨骺亦可伤及骺板，内固定物横过骺板常致生长早期停止。

（6）后遗症：①进行性成角畸形，是部分骺板受伤后生长迟缓或停止生长所致，且可有短缩问题。②进行性短缩，系骺板受伤后所致，若发生于成对骨骼中的一骨，则可发生内翻或外翻畸形。

第三章

上 肢 创 伤

第一节 肩 袖 损 伤

一、功能解剖

肩关节外侧有两层肌肉,外侧层为三角肌,内侧层为冈上肌、冈下肌、肩胛下肌及小圆肌。其肌肉和腱性部分在肱骨头的前、上、后方形成袖套样组织,附着于肱骨大结节和解剖颈的边缘,称为肩袖。

肩袖可使肱骨头与肩胛盂紧密接触,使肩关节在运动或静息状态下均能对抗三角肌的收缩,防止肱骨头被拉向肩峰,以三角肌的拮抗作用保持肩关节的稳定。不仅如此,肩袖还以杠杆的轴心作用协助肩关节进行外展和旋转。其中冈上肌能使上臂外展及轻度外旋,冈下肌和小圆肌在肩下垂时能使上臂外旋,肩胛下肌在肩下垂时能使上臂内旋,所以有人将肩袖又称为旋转袖。

冈上肌、肩胛下肌的肌腱伸出在喙肩弓的下方,当肩关节在内收、外展、上举、前屈及后伸等大范围运动时(如吊环、蛙泳、体操等),冈上肌与肩胛下肌在喙肩弓下被反复夹挤、频繁碰撞而造成损伤。在解剖上,冈上肌腱、冈下肌腱止点末端 1.5 cm 长度内是无血管的危险区,是肌腱近侧滋养血管与来自骨膜的微细血管的吻合交接处,此处血供应减弱,是肌腱退行变性和撕裂的好发部位。

二、发病原因

肩袖损伤的发病原因学说较多,主要有以下各点。

(一)撞击学说

肩撞击综合征首先由 Neer(1972)提出,他在解剖 100 例肩关节中发现 11 例的肩盂边缘有骨刺出现和肩峰前突下骨赘增生,这是肩袖与肱骨头多次反复撞击的结果。冈上肌腱从喙肩弓下方穿出向外下方附着于肱骨大结节,肩关节前屈时很容易被肩峰前突所撞击(图 3-1)。

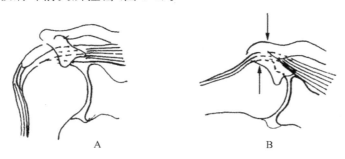

图 3-1　肩袖撞击损伤示意
A.肩自然下垂;B.肩外展撞击

(二)退变学说

肩袖疾病的病因是多方面的,肩袖肌腱维持肱骨头的稳定,其力臂较短,又在肱骨的顶端即突出部分,容易发生肌腱退行性变,退变后的肌腱在运动中稍加用力就会发生断裂。其病理表现往往是细胞变性坏死,钙盐沉积,纤维蛋白玻璃样变性,肌纤维部分断裂,肩袖止点出现潮线复制及不规则。一般在 40 岁以上者易发生。

(三)创伤学说

由于创伤导致肌腱损伤已不容置疑。例如,肩关节脱位无其他合并伤,复位后肩关节仍不能外展,其根源很可能就是肩袖损伤。肱骨头大结节撕脱骨折大多伴有不同程度的肩袖损伤。运动损伤在肩袖损伤中占有一定的比例。暴力作用于肩袖造成急性损伤的方式较多,主要有以下 4 种。①肩部被直接撞伤,造成冈上肌腱损伤。②上臂突然过度内收,冈上肌被极度牵拉而撕裂。③上臂接受纵轴暴力牵拉而使肩袖损伤。④暴力从腋下向上冲击,冈上肌受到顶撞对冲而损伤。

三、损伤机制

体操运动员在单杠、吊环、高低杠上运动时进行转肩、压十字动作,标枪投掷运动员上臂上举做反弓爆发力时,因反复外展、急剧转肩,肩袖受到摩擦、劳损、牵拉,造成肌腱纤维反复磨损变性,呈慢性炎症样改变,同时可发生肩峰下滑囊炎症改变和退行性改变。这种情况也可见于游泳时的肩部旋转、举重时的抓举、篮球的转手及排球的扣球动作等。

肩袖损伤的病理牵涉到肌腱、关节软骨、滑囊及肩峰。在正常情况下,冈上肌、冈下肌对抗三角肌的收缩力,拉紧肱骨头使其在一定的范围内活动。一旦冈上肌、冈下肌损伤(急性或慢性),三角肌丧失拮抗力量,收缩时肩峰下组织与肩峰撞击,关节盂和肱骨头因机械力量受到破坏,出现关节退行性变。肩袖肌腱损伤后发生玻璃样变性或断裂,断端之间充斥瘢痕并发生挛缩。肩袖损伤时因局部渗血、出血及积液,加上机械性压迫和劳损,终于产生肩峰下滑囊炎。滑囊壁玻璃样变性,滑膜浅层出现纤维素,导致组织增生和粘连。由于反复劳损和机械力的重复叩击,肩峰骨膜增厚,刺激成骨细胞产生骨唇,造成肩关节活动受限或疼痛(图3-2)。

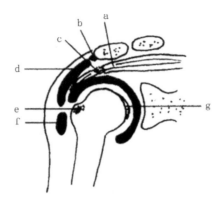

图 3-2　肩袖损伤病理变化

a.肩袖钙化;b.肩峰骨赘;c.肩袖断裂(冈上肌);d.肩峰下滑囊炎;

e.肱骨大结节骨质硬化;f.三角肌下滑囊炎;g.肱骨头软骨退变

四、症状及诊断

(一)慢性损伤

此型较为多见,肩痛不明显,当上臂外展至某一特定部位时突然疼痛而停止活动。患者能全程参加训练,但成绩进步不快,有肩部不舒适的感觉。

(二)亚急性损伤

此型最多见,系反复慢性挫伤积累形成。检查肩外展试验:伤者伸肘旋后位,做肩部外展运动至 80°～110° 时出现肩部疼痛,外展动作突然中止或卡住,这可能是肩袖与喙肩韧带或肩峰摩擦挤压造成。一些病例训练前做好准备活动后外展时无疼痛。多数病例按压肩外侧肱骨大结节部位有压痛,肩关节外展和上臂抗阻内外旋有疼痛。如已迁延时日,未经正规治疗可出现三角肌萎缩现象。

(三)急性损伤

此型少见,大多为一次急性损伤所致。肩部疼痛、活动受限均较显著。检查臂下落试验:将患肩被动外展 90°位去除扶持,患肢不能维持外展,伤臂迅速下落,说明肩袖明显损伤。

五、治疗

(一)非手术治疗

(1)由急性炎症或急性损伤所形成的肩部剧烈疼痛,应暂停训练。可将上臂外展 30°位支架外固定,卧床休息 3 天后可适当活动。

(2)慢性或亚急性损伤,可用 1% 普鲁卡因溶液 10~20 mL 加入泼尼松龙 1 mL 局部封闭,疗效非常理想。

(3)物理治疗:人工太阳灯,紫外线(4~5 生物剂量)及直流电碘离子透入对肩袖损伤的康复有明显的辅助作用。

(4)运动训练适当改变,慢性挫伤可继续一般训练,对于引起疼痛的外展动作可适当减少或避免,要加强三角肌力量训练。

(二)手术治疗

肩袖肌腱断裂如面积较大,断端分离较多,残端缺血或经非手术治疗 4~6 周后症状未见改善,可选择手术治疗。术中可将断端褥式缝合,如不能对合,取阔筋膜修补缝合。也可在肱骨大结节上钻孔缝合肩袖,术后以外展支架将患肢固定于外展、前屈及外旋位,6 周后拆除外固定积极进行功能锻炼活动。

六、预防

(1)在进行大范围转肩运动训练前应循序渐进并加强肩关节各组肌肉力量训练,如针对三角肌肌力加强训练等。

(2)每次训练前应严格认真做好准备活动,以适应运动,减少损伤。

第二节　肱骨髁上骨折

肱骨髁上骨折系指肱骨远端内外髁上方的骨折,以儿童(5~8 岁)最常见。

据统计约占儿童全身骨折的 26.7%，肘部损伤的 72%。

与肱骨干相比，髁上部处于骨质疏松与骨致密交界处，后有鹰嘴窝，前有冠状窝，两窝间仅有一层极薄的骨片，承受载荷的能力较差，因此不如肱骨干坚固，是易于发生骨折的解剖学基础。肱骨内、外两髁稍前屈，并与肱骨干纵轴形成向前 30°～50°的前倾角，骨折移位可使此角发生改变（图 3-3）。肱骨滑车关节面略低于肱骨小头关节面，前臂伸直、完全旋后时，上臂与前臂纵轴呈 10°～15°外翻的携带角，骨折移位可使携带角改变而成肘内翻或肘外翻畸形（图 3-4）。

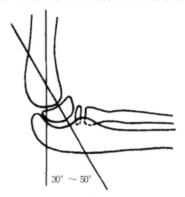

图 3-3　肱骨下端的前倾角

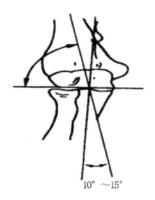

图 3-4　肱骨下端的携带角

肱动脉、肱静脉和正中神经从上臂的下段内侧逐渐转向肘窝部前侧，由肱二头肌腱膜下通过而进入前臂。桡神经通过肘窝前外方并分成深、浅 2 支进入前臂，深支与肱骨外髁部较接近。尺神经紧贴肱骨内上髁后方的尺神经沟进入前臂。肱骨髁上部为接近骨松质的部位，血液供应较丰富，骨折多能按期愈合（图 3-5）。

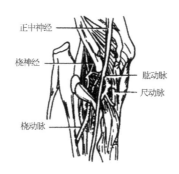

正中神经

桡神经

桡动脉

肱动脉

尺动脉

图 3-5 肘窝部的神经和血管

一、病因病机

肱骨髁上骨折多由于间接暴力所致。根据受伤机制不同,肱骨髁上骨折可分为伸直型和屈曲型 2 种。

(一)伸直型

此型约占 95%,受伤机制为跌倒时手部着地,同时肘关节过伸及前臂旋前,地面的反作用力经前臂传导至肱骨下端,致肱骨髁上部骨折。骨折线方向由后上方至前下方斜行经过。骨折的近端向前移位,远端向后移位(图 3-6),并可表现为尺偏移位,或桡偏移位,或旋转移位。尺偏移位为骨折远端向后内方向移位。暴力作用除造成伸直型骨折外,还同时使两骨折端的内侧产生一定的压缩,或形成碎骨片,骨折近段的内侧有骨膜剥离。此类骨折内移和内翻的倾斜性大,易发生肘内翻畸形(图 3-7)。桡偏移位为骨折远端向后、外侧方移位,患肢除受上述暴力作用而致伸直型骨折外,还造成两骨折断端的外侧部分产生一定程度的压缩,骨折近端的外侧骨膜剥离(图 3-8)。肱骨髁上骨折移位严重者,骨折近侧端常损伤肱前肌并对正中神经和肱动脉造成压迫和损伤。

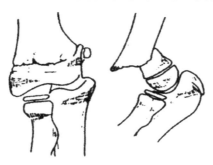

图 3-6 肱骨髁上伸直型骨折

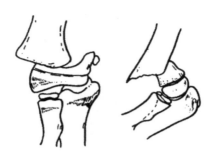

图 3-7　肱骨髁上伸直尺偏型骨折

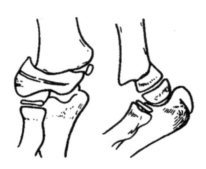

图 3-8　肱骨髁上伸直桡偏型骨折

（二）屈曲型

此型约占 5%，受伤机制系跌倒时肘关节处于屈曲位，肘后着地，外力自下向上，尺骨鹰嘴由后向前撞击肱骨髁部，导致髁上部骨折。骨折线自前上方斜向后下方，骨折远端向前移位，近端向后移位（图 3-9）。骨折远端还同时向内侧或外侧移位而形成尺偏型骨折或桡偏型骨折。

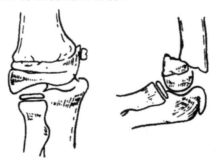

图 3-9　肱骨髁上屈曲型骨折

若上述暴力较小，可发生青枝骨折或移位不大的裂纹骨折，或呈轻度伸直型、屈曲型骨折。

二、诊断

伤后肘部弥漫性肿胀,肱骨干骺端明显压痛,或有异常活动,患肢抬举与肘关节活动因痛受限。偶见肘前皮肤有局限性紫斑。尺偏型骨折或桡偏型骨折可造成肘内翻或肘外翻畸形。骨折移位大时可使神经血管挫伤或受压,伸直型骨折容易挫伤桡神经与正中神经,屈曲型骨折易损伤尺神经。

损伤严重患者延误治疗或处理不当可出现前臂缺血症状,表现为肢痛难忍、桡动脉搏动消失、皮肤苍白、感觉异常和肌肉无力或瘫痪。手指伸直引起剧烈疼痛为前臂屈肌缺血早期症状,很有参考价值,但若神经缺血同时存在则此征可为阴性。急性前臂屈肌缺血常因患肢严重创伤出血,或外固定包扎过紧使筋膜间室压力升高而致组织微循环障碍所致,又称筋膜间室综合征。

肱骨髁上骨折一般通过临床检查多能作出初步诊断,肘部正侧位 X 线检查有利于了解骨折类型和移位情况。裂纹骨折有时需照斜位片才能看清楚骨折线,如果两骨折端不等宽或有侧方移位而两侧错位的距离不等,则说明骨折远端有旋转移位。有移位的肱骨髁上骨折,特别是低位肱骨髁上伸直型骨折,骨折远端向后上方移位,肘后突起,前臂相对变短,畸形类似肘关节后脱位,二者需鉴别(表 3-1)。

表 3-1　伸直型肱骨髁上骨折与肘关节后脱位的鉴别

鉴别要点	伸直型肱骨髁上骨折	肘关节后脱位
肿胀	严重	较轻
肘后三角	关系正常	关系紊乱
弹性固定	无	有
触诊	肘窝可触及不平的近折端	可触及光滑的肱骨下端
瘀斑及水疱	有	无
疼痛	严重	轻

三、治疗

肱骨髁上骨折的复位要求较高,必须获得正确的复位。儿童的塑形能力虽然较强,但肱骨髁上骨折的侧方移位和旋转移位不能完全依靠塑形来纠正,故侧方移位和旋转移位必须矫正。若骨折远端旋前或旋后,应首先矫正旋转移位。尺偏型骨折容易后遗肘内翻畸形,多由尺偏移位或尺侧骨皮质遭受挤压而产生塌陷嵌插,或内旋移位未获矫正所致。因此,复位时应特别注意矫正尺偏移位,尺侧倾斜嵌插,以及内旋移位,矫正尺偏移位时宁可有轻度桡偏,不可有尺偏,同时使骨折远端呈外旋位,以防止发生肘内翻。不同类型的骨折可按下列方法进行治疗。

(一)整复固定方法

1.手法整复夹板固定

无移位的青枝骨折、裂纹骨折或有轻度前后成角移位而无侧方移位的骨折,不必整复,可选用超肘关节夹板固定2～3周;对新鲜有移位的骨折,应力争在伤后4～6小时(肿胀发生之前)进行早期的手法整复和小夹板外固定;对严重肿胀、皮肤出现张力性水疱或溃烂者,不主张手法整复,宜给予临时固定、卧床休息、抬高患肢,待肿胀消退后,1周内进行手法整复;对存在血管、神经损伤或有缺血性肌挛缩早期症状者,在严密观察下,可行手法整复,整复后用一块后托板作临时固定,待血运好转后,再改用小夹板固定或采用牵引治疗。

(1)整复方法:患者仰卧,前臂置于中立位。采用局部麻醉或臂丛神经阻滞麻醉。两助手分别握住上臂和前臂在肘关节伸直位(伸直型)或屈曲位(屈曲型)沿患者上肢的纵轴方向进行拔伸,即可矫正重叠短缩移位及成角移位。

若骨折远端旋前(或旋后),应首先矫正旋转移位,助手在拔伸下使前臂旋后(或旋前)。然后术者一手握骨折近端,另一手握骨折远端,相对横向挤压,矫正侧方移位。

最后再矫正骨折远端前、后移位。如为伸直型骨折,术者以两拇指在患肢肘后顶住骨折远端的后方,用力向前推按。其余两手第2～5指放于骨折近端的前方,并向后方按压,与此同时,助手将患肢肘关节屈曲至90°即可复位;如为屈曲型骨折,术者以两拇指在肘前方顶住骨折远段前方向后按压,两手第2～5指置于骨折近端的后方,并向前端提,同时助手将患肢肘关节伸展到60°左右即可复位。

尺偏型骨折复位后,术者一手固定骨折部,另一手握住前臂,略伸直肘关节,并将前臂向桡侧伸展,使骨折端桡侧骨皮质嵌插并稍有桡倾,以防肘内翻发生。桡偏型骨折轻度桡偏可不予整复,以免发生肘内翻。两型骨折复位后,均应用合骨法,即在患肢远端纵轴叩击、加压,使两骨折断端嵌插,以稳定骨折端。髁上骨折有重叠、短缩移位时,复位手法以拔伸法和两点按正法为主,不宜用折顶法,以防尖锐的骨折端刺伤血管神经。

(2)固定方法:肱骨髁上骨折采用超肘夹板固定。夹板长度应上达三角肌水平,内、外侧夹板下超肘关节,前侧夹板下至肘横纹,后侧夹板至鹰嘴下。夹板固定前应根据骨折类型放置固定垫。伸直型骨折,在骨折近端前侧放一平垫,骨折远端后侧放一梯形垫。兼有尺偏型的把一塔形垫放在外髁上方,另一梯形垫放在内髁部(图 3-10)。兼有桡偏型的把一塔形垫放在内髁上方,另一梯形垫放在外髁部。屈曲型骨折,在骨折近端的后方放一个梯形垫,因骨折远端的前方有肱动、静脉和正中神经经过,故只能在小夹板的末端加厚一层棉花以代替前方的平垫(图 3-11),内外侧固定垫的放置方法与伸直型骨折相同。

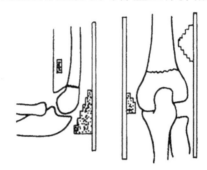

图 3-10　肱骨髁上伸直型骨折固定垫安放示意图

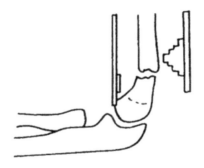

图 3-11　肱骨髁上屈曲型骨折前后加垫法

放置固定垫后,依次放好四块夹板,由助手扶持,术者扎缚固定。伸直型骨折应固定肘关节于屈曲 90°～110°位 3～4 周。屈曲型骨折应固定肘关节于屈曲 40°～60°位 2 周,而后再换夹板将肘关节改屈肘 90°位固定 1～2 周。

2.骨牵引复位固定

(1)适应证:对新鲜的有严重移位的骨折,因肿胀严重、疼痛剧烈或合并有血管、神经损伤,不宜立即进行手法整复者;或经临时固定,抬高患肢等治疗后,局部情况仍不宜施行手法复位者;或低位不稳定的肱骨髁上骨折,经手法复位失败者。

(2)方法:行患肢尺骨鹰嘴持续牵引(图 3-12)。2～3 天时肿胀可大部分消退,做X线检查发现骨折复位后,即可行小夹板外固定或上肢石膏外展架固定(图 3-13)。

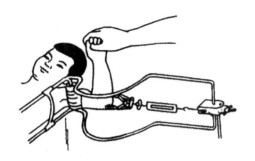

图 3-12　上肢尺骨鹰嘴牵引固定

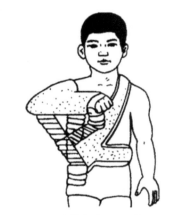

图 3-13　髁上骨折复位后外展架固定

3.闭合穿针内固定

（1）适应证：尺偏型或桡偏型不稳定性骨折。若合并血管、神经损伤，或肿胀严重、有前臂高压症者则不宜使用。

（2）方法：手术操作在带影像 X 线监视下进行，常规无菌操作。仰卧患肢外展位，臂丛神经阻滞麻醉或全麻，两助手对抗牵引、纠正重叠畸形，术者根据错位情况，先纠正旋转、侧方移位，再纠正前后移位，而后给予穿针内固定。常用的穿针固定方法有 4 种。①经内髁、外髁交叉固定：用直径 2 mm 左右的克氏针于外髁的外后下经皮刺入抵住骨皮质，取 1 枚同样的克氏针从内髁的最高点（不可后滑伤及尺神经）向外上呈 45°左右进针，与第 1 枚针交叉固定（图 3-14）。②经外髁交叉固定：第 1 枚针进针及固定方法同上，第 2 枚针进针点选在距第 1 枚针周围 0.5～1.0 cm 处，进针后与第 1 枚针交叉穿出近折端内侧骨皮质（图 3-15）。③经髁间、外髁交叉固定：第 1 枚针从鹰嘴外缘或正对鹰嘴由下向上经髁间及远、近折端而进入近折端髓腔，维持大体对位；第 2 枚针从肱骨外髁向内上，经折端与第1枚针交叉固定(图3-16)。④经髁间、内髁交叉固定:髁间之针同上,另取1枚针从内髁的最高点向外上呈45°左右进针,交叉固定(图3-17)。

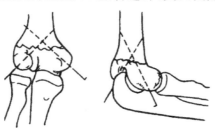

图 3-14 经内、外髁交叉固定

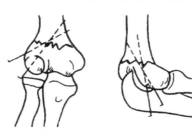

图 3-15 经外髁交叉固定

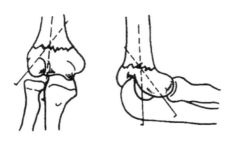

图 3-16 经髁间、外髁交叉固定

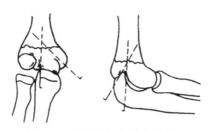

图 3-17 经髁间、内髁交叉固定

固定满意后,将针尾弯曲埋于皮下,针孔用无菌敷料包扎。外用小夹板辅助固定,屈肘悬吊前臂。术后注意观察患肢血液循环情况,3周后拔钢针。对复位后较稳定者,可选择经内、外髁交叉固定。对严重桡偏型骨折,可选用经外髁交叉固定,或经髁间、外髁交叉固定。对严重尺偏移位者,可选用经髁间、内髁交叉固定。

4.切开复位内固定

(1)适应证:经手法复位失败者,可施行切开复位内固定。

(2)手术方法:臂丛麻醉,手术取外侧切口,暴露骨折端,将其复位,应用克氏针从内、外侧髁进针贯穿骨折远端和近端,交叉固定,针尾埋于皮下,上肢石膏功能位固定,3～4周后拆除石膏,拔钢针后进行功能锻炼。

(二)药物治疗

骨折初期肿胀、疼痛较甚,治宜活血祛瘀、消肿止痛,可内服和营止痛汤加减。肿胀严重或血运障碍者加三七、丹参;并重用祛瘀、利水、消肿药物,如茅根、泽兰之类。外敷跌打万花油或双柏散。如局部有水疱,可在刺破或穿刺抽液后,再外敷跌打万花油。中期宜和营生新、接骨续损,可内服续骨活血汤,合并神经损伤者应加补气活血、通经活络之品,如黄芪、地龙、威灵仙等。后期宜补气血、养肝肾、壮筋骨,可内服补肾壮筋汤。解除夹板固定后,用舒筋活络、通利关节的中药熏洗。

(三)功能康复

肱骨髁上骨折一经整复与小夹板固定后,即可进行功能锻炼。早期多做握拳、腕关节屈伸活动,在7～10天内不做肘关节的屈伸活动。中期(2周后)除做早期锻炼外,可加做肘关节的屈伸活动和前臂的旋转活动;如为上臂超肘小夹板固定,可截除前、后侧夹板的肘关节以下部分,便于练功。但须注意,屈曲型骨折肘关节不能做过度屈曲活动,伸直型骨折不能做肘关节过度伸展活动,以防止骨折端承受不利的剪力,影响骨折愈合。后期骨折临床愈合后,解除外固定,并积极主动锻炼肘关节屈伸活动,严禁暴力被动活动,以免发生损伤性骨化,影响肘关节活动功能。

四、并发症的处理

(一)肘内翻

肘内翻是常见的并发症,肘内翻发生的原因有如下4种:①骨折时损伤了肘部骨骺,生长不平衡,认为是外上髁和肱骨小头骨骺受到刺激所致,外髁生长速度增加而产生畸形;在生长发育过程中,无移位的骨折亦会导致携带角改变;

②尺偏移位致两骨折端的内侧被挤压塌陷或形成碎骨片而缺损,虽经整复固定,而尺偏移位倾向存在,从而导致迟发性尺偏移位;③骨折远端沿上臂纵轴内旋,导致骨折远端骑跨于骨折近端,再加骨折远端的肢体重力,肌肉牵拉和患肢悬吊于胸前时的内旋影响,使骨折的远端产生内倾内旋运动而导致肘内翻的发生;④X线正位片示骨折线由内上斜向外下,复位时常易将骨折远段推向尺侧,导致尺偏移位。

肘内翻畸形以尺偏移位者发生率高,多发生在骨折后 3 个月内,可采取下列预防措施:①力争一次复位成功,注意保持两骨折端内外侧骨皮质的完整;②闭合复位后肢体应固定于有利骨折稳定位置,伸直尺偏型骨折应固定在前臂充分旋后和锐角屈肘位;③通过手法过度复位使内侧骨膜断裂,消除不利复位因素;④不稳定骨折或肢体肿胀严重不容许锐角屈肘固定者,骨折复位后应经皮穿针固定,否则牵引治疗;⑤切开复位务必恢复骨折正常对线,携带角宁可过大,莫取不足,内固定要稳固可靠。

轻度肘内翻无须处理,肘内翻＞15°畸形明显者可行髁上截骨矫正。通常用闭合式楔形截骨方法,从外侧切除一楔形骨块。

手术取外侧入路,在肱三头肌外缘切开骨膜,向前后适当剥离显露干骺端,按设计进行截骨。保留内侧楔尖皮质及皮质下薄层骨松质并修理使具有适度可塑性,缓缓闭合截骨间隙使远近截骨面对合,检查携带角是否符合要求,肘有无过伸或屈曲畸形,然后用两枚克氏针固定,闭合切口前拍正侧位 X 线片观察。术后长臂前后石膏托固定,卧床休息 1～2 周,然后下地活动,以免石膏下滑使携带角减小。

(二)Volkmanns 缺血挛缩

该病为髁上骨折最严重的并发症,可原发于骨折或并发血管损伤的患者,发病常与骨折处理不当有关。外固定包扎过紧和屈肘角度太大使间室容积减小或无法扩张是诱发本病的重要因素。出血和组织肿胀可使筋膜间室压力升高,当间室内压过高时会直接阻断组织微循环,或刺激压力感受器引起反射性血管痉挛而出现肌肉神经缺血症状,故又称间室综合征。

前臂屈肌缺血症状多在伤后或骨折复位固定后 24～48 小时内出现,期间宜住院密切观察,尤其骨折严重移位的患者。门诊患者应常规交代注意事项,如有不适于6～12 小时内返诊复查血运。

间室综合征出现是肌肉缺血挛缩的先兆,主要表现为肢痛难忍、皮温低、前臂掌侧间室严重压痛和高张力感,继而手指感觉减退,屈肌力量减弱,脉搏可存在。一旦出现以上症状应紧急处理：去除所有外固定，伸直肘关节，观察 30～60 分钟。若无好转，使用带灯芯导管测量间室压力，临界压力为 4.0 kPa（30 mmHg），压力高于此值或高于健侧应考虑手术减压。无条件测压者亦可根据临床症状作出减压决定，同时探查血管，为争取时间术前不必常规造影，有必要时可在术中进行。

单纯脉搏消失而肢体无缺血症状者，可能已有充足的侧支循环代偿，无须手术处理，只需密切观察。大多数患者脉搏可逐渐恢复。

（三）神经损伤

肱骨髁上骨折并发神经损伤比较常见，发生率 5%～19%。大多数损伤为神经传导功能障碍或轴索中断，数天或数月内可自然恢复，神经断裂很少见。移位严重的骨折闭合复位有误伤神经、血管的危险，或使原有神经损伤加重，因恢复时间延长和瘢痕增生而致失去自然恢复机会。因此，许多学者对合并神经损伤的肱骨髁上骨折主张切开复位治疗。

神经损伤的早期处理主要为支持疗法，被动活动关节并保持功能位置。伤后 2～3 个月后临床与肌电图检查皆无恢复迹象应考虑手术探查松解。

第三节　肱骨髁间骨折

肱骨髁间骨折为关节内骨折，又称肱骨髁上 T 形或 Y 形骨折，临床较少见，多发生于青壮年，仅占全身骨折的 0.48%。

肱骨髁间部位前有冠状窝，后有鹰嘴窝，下端的肱骨滑车内外两端较粗，中段较细，呈横置的线轴形。肱骨小头与肱骨滑车之间亦有一纵沟，该处是肱骨下端的薄弱环节，遭受暴力，可产生纵形劈裂。与肱骨滑车相对的尺骨半月切迹关节面呈角尖向上的"三角"形，中间有一纵形嵴，内外侧缘亦较锐利，形似刃口朝上的石斧。跌倒时肘部着地，暴力作用于肘部使尺骨半月切迹对肱骨下端有楔入的作用力，再加上与肱骨小头相接对的桡骨小头向上的冲击分力等，都是造成肱骨髁间骨折的因素。

一、病因、病机

肱骨髁间骨折的病因与肱骨髁上骨折病因基本相同，也为间接暴力所致。

(一)伸直型

由高处掉下或跌倒时,肘关节伸直位或半屈曲位,以手按地,外力沿前臂向上传导,至肱骨下端,先致肱骨髁上骨折。外力继续作用,使尺骨的半月切迹和桡骨头向上冲击。同时由上向下的身体重力,使骨折的近端向下冲击,上下的挤切力致肱骨的内外髁间纵形劈裂,形成肱骨髁间骨折。由于挤切力较重,故劈裂的内外髁常呈分离旋转移位,且向后移位。此型骨折较多见(图3-18)。

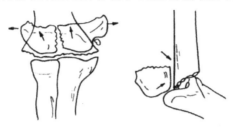

图 3-18　伸直型肱骨髁间骨折

(二)屈曲型

跌倒时,肘关节屈曲,肘后着地,或打击碰撞肘部,暴力作用于尺骨鹰嘴,力量经尺骨半月切迹和桡骨头向上向前撞击,形成肱骨髁上骨折;同时将肱骨两髁纵形劈开,致远折端向前移位(图3-19)。

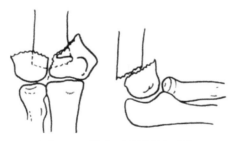

图 3-19　屈曲型肱骨髁间骨折

(三)伸直尺偏型

肘伸直位受伤,伴有明显的肘内翻应力,骨折块向尺侧及后方移位,依损伤程度而将其分为三度(图3-20)。

Ⅰ°骨折:外力沿尺骨传导到肘部,尺骨鹰嘴半月切迹就像一个楔子嵌入肱骨滑车而将肱骨髁劈裂。内翻应力仅将骨折远段及前臂移向尺侧。髁间骨折线偏向内侧并向内上方延续,内上髁及其上方的骨质完整。

Ⅱ°骨折:也是伸直内翻应力致伤,但内翻应力较Ⅰ°损伤时大,骨折线走向基本同Ⅰ°,但在内上髁上方的内侧柱有一个蝶形三角骨片而未完全分离,其骨膜仍与肱骨下端内侧骨膜相连。它的存在不利于骨折复位后的稳定。

Ⅲ°骨折:内翻应力较Ⅰ°、Ⅱ°更大,骨折线走向基本同Ⅱ°,但内侧柱粉碎的三角形骨片完全游离,即使将其复位也难于维持其稳定。由于内侧柱的缺陷而极易导致骨折远端向内侧倾斜,是导致迟发性肘内翻的一个因素。

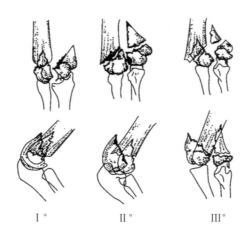

Ⅰ°   Ⅱ°   Ⅲ°

图 3-20   伸直尺偏型肱骨髁间骨折分类示意图

(四)屈曲尺偏型

肘关节在屈曲位受伤,同时伴有尺偏应力,骨折块向前方及尺侧移位,依损伤程度也将其分为四度(图 3-21)。

Ⅰ°骨折:有两种不同的表现。一种为肘在屈曲位受伤,尺骨鹰嘴从后向前将肱骨髁劈裂,同时屈曲应力致使在髁上部又发生骨折。其特点为关节面较完整,髁上部骨折线较高且呈横断状,是典型的 T 形骨折表现。另一种为屈曲及内翻应力共同致伤者,骨折形状类似于伸直尺偏型Ⅰ°骨折,但远折端移向前侧。

Ⅱ°骨折:也是屈曲及内翻应力共同致伤,其表现和伸直尺偏型Ⅱ°骨折类似,内侧柱有三角形碎折片而不分离,但远折端移向前内侧。

Ⅲ°骨折:致伤外力与前者相同,与伸直尺偏型Ⅲ°骨折类似,但内侧柱粉碎的三角形骨折片的形状不如伸直型的典型,骨折块也是处在前内侧。

Ⅳ°骨折:碎块更多、更小,移位更大,关节面破坏更甚。

肱骨髁间骨折属严重的关节内骨折,骨折移位严重时,骨折端可穿破皮肤而形成开放性骨折。如同肱骨髁上骨折一样,骨折端亦可损伤肱动脉、肱静脉、正中神经和尺、桡神经。骨折后期则易发生创伤性关节炎。

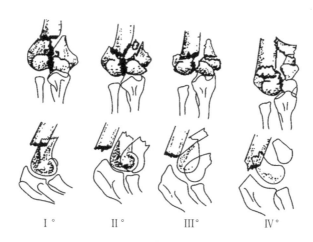

Ⅰ°   Ⅱ°   Ⅲ°   Ⅳ°

图 3-21 屈曲尺偏型肱骨髁间骨折分类示意图

二、诊断

伤后肘部剧烈疼痛并迅速肿胀,常出现肘部畸形。皮肤有青紫、瘀斑,压痛明显。因疼痛不能主动、被动活动肘关节。触诊可扪及明显骨擦音及异常活动,并可摸到突起的骨折端。有倒八字旋转分离移位者,触诊内外髁间距离较健侧宽,肘后三角关系紊乱(图 3-22)。合并有血管、神经损伤者,有桡动脉搏动减弱或丧失,手部温度降低,皮肤颜色苍白,感觉和运动功能丧失。

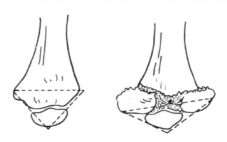

图 3-22 肱骨髁间骨折倒八字形移位肘后三角有改变

肱骨髁上骨折与肱骨髁间骨折均为肱骨髁部骨折,都可分为伸直型和屈曲型,都有关节肿胀、疼痛、畸形、功能障碍,其鉴别要点见表 3-2。

表 3-2 肱骨髁上骨折与肱骨髁间骨折的鉴别

鉴别要点	肱骨髁上骨折	肱骨髁间骨折
发病年龄	多发于儿童	好发于成人
发病率	多见,占全身骨折的 7.48%	少见,占全身骨折的 0.48%

续表

鉴别要点	肱骨髁上骨折	肱骨髁间骨折
骨折类型	大部分属关节外骨折,少数为关节内骨折	属关节内骨折
肘后三角	关系正常	关系改变
合并症	易合并血管神经损伤	血管神经损伤少见
后遗症	肘内翻高达60%	肘关节功能障碍多

三、治疗

(一)整复固定方法

1.手法整复夹板固定

无移位裂纹骨折或仅有轻度前后成角移位的骨折,可不复位,如同肱骨髁上骨折一样,行超肘夹板外固定。有移位骨折可行手法复位。

(1)整复方法:①局部麻醉或臂丛神经阻滞麻醉后,患者仰卧,肩外展70°～80°,屈肘50°(屈曲型)或90°(伸直型),前臂中立位。一助手双手握患肢上臂做固定,另一助手两手握住患肢前臂,保持上述肘关节屈曲位置,再沿上臂纵轴方向进行拔伸。②先整复两髁的倒八字形旋转分离移位。术者面对患者,以两手的拇指、示指、中指分别捏住内、外髁部,向中心挤按。在挤按的同时,还须做轻微的摇晃手法,使齿状突起的骨折端相互嵌合,直至内、外髁宽度和髁部外形与健侧相同为止。术者亦可采用两手掌相对挤按内、外髁部,使纵行骨折线嵌合。③整复尺偏或桡偏移位。术者一手握住内、外髁部,另一手握住骨折近端,如为尺偏移位,术者将骨折远端髁部向外推转,将骨折近端向内推按。如为桡偏移位,轻者可不整复,较重者,术者可将骨折远段向内推转,近段向外推按。若骨折无尺偏或桡偏移位,此步可以省去。④整复前后移位。如为伸直型骨折,助手加大牵引力,使缩短、重叠移位改善后,术者将髁部向前端提,将骨折近段向后推按。如为屈曲型者,术者将骨折远端的髁部向后方推按,骨折近段向前端提。复位成功后,术者双手握住骨折端做固定,由助手进行夹板固定。

(2)固定方法:肱骨髁间骨折也采用超肘夹板固定,固定垫的安放及固定包扎方法,均参照肱骨髁上骨折。但肱骨髁间骨折有较重的倒"八"字旋转分离移位者,在内、外髁部各加一空心垫。内、外侧夹板下端应延长到内、外髁下3～5 cm,缚扎完毕后在超出肘的夹板延长部位再用胶布条横形粘贴一圈,以加强两夹板的远端固定力(图3-23)。

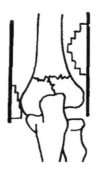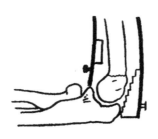

图 3-23　肱骨髁间骨折夹板固定加垫法

伸直型骨折应固定肘关节于屈曲 90°位 4～6 周。屈曲型骨折应固定肘关节于半伸直位 3 周，而后改为屈肘 90°位继续固定 2～3 周。

2.骨牵引复位固定

对骨折端有明显重叠、分离和旋转移位，或粉碎性骨折、关节面不整齐，经手法整复而不成功者，均可采取尺骨鹰嘴牵引治疗。

患者取仰卧位，上臂外展与躯干成 70°～80°，前臂中立位，肘关节屈曲 90°。尺骨鹰嘴部的牵引负重为 2～3 kg。牵引 2～3 天后，骨折端的重叠移位一般都能得到纠正，拍 X 线片检查，对未能自行复位者，应及时行手法整复，术后用小夹板超肘固定。骨牵引治疗肱骨髁间骨折，要求在 1 周内达到满意的对位，即骨折端的重叠移位消失，两髁间无分离及前后方移位，关节面平整。

3.闭合穿针内固定

在 X 线透视和无菌操作下进行。麻醉后在保持患肢牵引下从肘内、外侧各穿入一钢针，经皮进入内上髁和外上髁，撬拨整复旋转移位，再用手法整复髁间部分离和髁上部移位。最后将两钢针分别穿入对侧骨片行内固定，完成操作后，常用小夹板固定 5～6 周。

亦有学者在上述穿针的基础上，由内、外髁分别向近端穿针固定（图 3-24），或采用经皮闭式穿针的方法使其成为串珠状，从外髁向内髁穿针，针的远端回缩皮下抵住内髁皮质，在内外加压的情况下形成沿轴线的合力，有稳定骨折的作用，且因克氏针是在关节以上贯穿于两髁之间，可在不去钢针的情况下练习患肘的屈伸活动，符合动静结合的原则。穿针时应注意克氏针必须在两侧骨片的中点，与肱骨干保持垂直，由滑车的上缘通过，不可进入关节间隙，以免造成关节面损伤及妨碍术后的功能练习，同时要防止神经和血管的损伤。

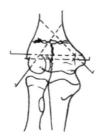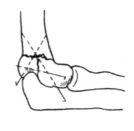

图 3-24　肱骨髁间骨折闭合穿针内固定

4.切开复位内固定

臂丛神经阻滞麻醉下,患者仰卧位,常规消毒铺巾。取肘后侧正中切口。首先找到内髁处的尺神经,并用橡皮条牵开加以保护。为清楚显露,可采用将肱三头肌肌腱舌形切开或截断鹰嘴的暴露法。骨折暴露后清除血肿,辨认肱骨下端骨折块移位方向及骨折线、关节面,然后将其复位。

Ⅰ度骨折时,将内髁和外髁分别用钢板螺丝钉与骨折近端固定(图 3-25)。在两髁之间可不用固定而仍能得到很稳定的效果。术后不用外固定,1 周后开始肘关节的屈伸活动。

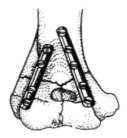

图 3-25　Ⅰ度骨折的固定方式

Ⅱ度骨折时,因内侧三角形骨折片复位后有完整的骨膜维持其稳定,故先将内外髁用一枚骨松质螺丝钉做横穿固定,再将外髁与骨折近端与钢板固定(图 3-26),术后无须外固定。

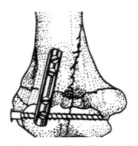

图 3-26　Ⅱ度骨折的固定方式

Ⅲ度骨折时,可在Ⅱ度骨折固定的基础上,将内侧三角形骨块复位后,再用一枚螺丝钉将其固定(图 3-27)。若碎块较多,大的折块复位固定后,小折块尽量用克氏针固定。术后的处理原则是早期活动关节,如在术中发现内固定不甚牢固,可适当推迟关节活动时间。

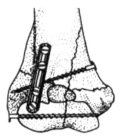

图 3-27 Ⅲ度骨折的固定方式

近年来,在内固定方法上,"Y"形钢板固定(图 3-28)和克氏针加钢丝张力带固定(图 3-29)均有较好的疗效。为使患者能在术后尽早地开始功能锻炼,最好采用肘内、外侧方切口,而不取后入路。Ⅳ度骨折关节面粉碎严重者,内固定难以牢固,术后应使用短期外固定。对高龄患者,可不做手术,三角巾悬吊,早期活动关节也可获得不错的结果。患肢悬吊在胸前和及早进行肘关节的屈伸活动,利用尺骨鹰嘴的模造作用而能形成一定范围的活动度,最终能满足一般的日常生活需要。

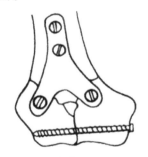

图 3-28 Y 形钢板加拉力螺钉固定

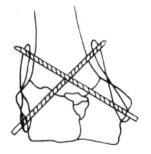

图 3-29 克氏针加钢丝张力带固定

(二)药物治疗

同肱骨髁上骨折。

(三)功能康复

本骨折无论采取什么方法治疗,都应强调早期进行合理的功能锻炼。一般要求复位后即开始做伸腕握拳活动,1 周后在无痛的情况下做肘关节屈伸活动。

最初活动的幅度不宜过大,但要持之以恒。以后活动的次数和时间逐渐增加,2～3周后肘关节一般应有40°～50°的活动范围。如患者的自主活动能力较差,医护人员可用揉按理顺等轻柔的手法按摩肘关节,帮助肘关节屈伸。但要强调在无痛情况下进行,不能操之过急,以免造成骨化性肌炎或影响骨折的愈合。

第四节　肱骨内上髁骨折

肱骨内上髁骨折多发生在少年和儿童。发生的高峰年龄在11～12岁。这个年龄组,肱骨内上髁系属骨骺,尚未与肱骨下端融合,故易于撕脱,也通称肱骨内上髁骨骺撕脱骨折。成人内上髁骨化中心与肱骨远端发生融合,因此单纯的肱骨内上髁骨折比较少见。屈腕肌群和内侧副韧带附着于内上髁,因此由于软组织的牵拉原因,肱骨内上髁骨折骨块常常移位。急性骨折常常是由于内上髁直接暴力或肘急性外翻伸直牵拉力所致。慢性损伤常为反复肘外翻所致,包括反复俯卧撑和投掷运动。尺神经走行在肱骨内上髁后方的尺神经沟内。发生肱骨内上髁骨时可使尺神经受到牵拉、挫伤等,甚至连同骨折块一起嵌入肘关节间隙内,导致尺神经损伤。

一、损伤机制

常为平地跌倒或投掷运动致伤。当肘关节伸直位摔倒时手部撑地,上肢处于外展位,外翻应力使肘关节外翻,同时前臂屈肌群猛然收缩牵拉,引起肱骨内上髁骨折。在儿童,内上髁是一个闭合比较晚的骨骺,在未闭合以前骺线本身就是潜在的力学弱点。跌倒时前臂屈肌腱的猛烈收缩牵拉或肘部受外翻应力作用而引起肱骨内上髁骨骺分离。内上髁骨块或骨骺可被牵拉向下向前,并旋转移位。若肘关节内侧间隙暂时被拉开,或发生肘关节后外侧脱位,撕脱的内上髁（骨骺）可被夹在关节内。

二、分型与诊断

(一)分型

根据肱骨内上髁(骨骺)撕脱骨折块移位程度及肘关节变化,可分为4型(图3-30)。

Ⅰ型:仅有骨折或骨骺分离,移位甚微。

Ⅱ型:撕脱的内上髁骨块向下有移位,并向前旋转移位,可达关节水平。

Ⅲ型:撕脱的内上髁骨折块嵌夹在关节内,并有肘关节半脱位。

Ⅳ型:肘关节后脱位或后外侧脱位,撕脱的骨块夹在关节内。

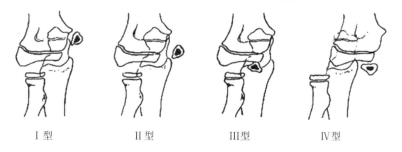

图 3-30　肱骨内上髁骨折的分型

(二)诊断

1.临床表现

儿童比成年人多见。受伤后肘部疼痛,特别是肘内侧局部肿胀、压痛。肘内侧和内上髁周围软组织肿胀,正常内上髁的轮廓消失。肘关节活动受限,前臂旋前、屈腕、屈指无力。临床检查肘关节后方的等腰三角形关系不存在。合并肘关节脱位者,肘关节外形明显改变,功能障碍也更为明显,常合并有尺神经损伤症状。

2.影像学表现

5～7 岁以上的儿童肱骨内上髁骨骺已经骨化,肱骨内上髁骨骺分离 X 线表现为点状骨骺与肱骨远端分离较远,可并有向下移位,局部软组织肿胀。

3.鉴别诊断

肱骨内上髁骨骺,在 6～10 岁时出现,18 岁左右闭合,但有时可能有不闭合者,应注意与骨折鉴别。

三、治疗

肱骨内上髁骨折非手术治疗后,即使是纤维愈合而非骨性愈合,同样可能获得一个无痛的肘关节。闭合性骨折者,如果骨折明显不稳定,或者有骨片嵌在关节内,应手术探查关节,对骨折进行复位内固定;如果怀疑尺神经卡压,应予手术探查,并对骨折进行复位内固定;如果骨折移位超过 5 mm,透视下复位不稳定难以维持,建议手术治疗,切开复位内固定。

(一)非手术治疗

1.适应证

Ⅰ型无移位的肱骨内上髁骨折,无须复位操作,仅用上肢石膏固定即可,为期3~5周。拆除石膏后进行功能锻炼。有移位骨折Ⅱ~Ⅳ型,均宜首选手法复位。

2.操作方法

局麻或全麻下施行手法复位。将肘关节置于屈曲90°～100°,前臂旋前,使前臂屈肌放松。术者用拇指推开血肿,将骨折块自下向上方推按,使其复位。但复位的骨折对位极不稳定,很容易发生再移位。因此,在上肢石膏固定时,注意定型前在内上髁部用鱼际加压塑形。4~5周后拆除外固定,进行功能锻炼。

合并肘关节脱位者,在肘关节复位过程中,移位的内上髁骨折片常可随之复位。如果肘关节已获复位,而内上髁尚未复位,也可再施手法复位。

肱骨内上髁嵌夹于关节内的复位。助手将伤肢前臂外展并使之外翻,使肘关节内侧张开,然后将前臂旋后并背屈腕部和手指,使屈肌迅速拉紧,再将肘关节伸展。借助肘内侧张开,屈肌牵拉的力量,将肱骨内上髁拖出关节间隙之外,再按上述操作方法将肱骨内上髁整复,加上肢石膏、将伤肢固定于功能位。

(二)手术治疗

1.适应证

(1)骨折明显移位(＞5 mm),骨折块夹在关节内或旋转移位,估计手法复位很难成功。

(2)经闭合复位失败者,宜手术治疗。

(3)合并尺神经损伤,应予手术复位及神经探查。

(4)开放性骨折。

2.手术操作

臂丛麻醉下取肘内侧标准切口,切开皮肤及皮下组织即可暴露骨折断端,清除血肿。如骨折块较大,尺神经沟可被累及,应显露并游离尺神经,用橡皮片将尺神经向外侧牵开。确认骨折片及近端骨折面,屈肘90°,前臂旋前位,放松屈肌对骨折片的牵拉,复位骨折片用巾钳临时固定。

儿童的肱骨内上髁骨骺骨折可采用粗丝线缝合,在骨折片的前侧和外侧贯穿缝合骨膜、肌腱附着部及部分松质骨,能够保持其稳定。如骨折片较大,用丝线固定不稳,宜用2～3枚克氏针交叉固定,令其尾端露于皮外,缝合伤口。术后用上肢石膏功能位固定4～6周(图3-31),拆除石膏并拔除克氏针。对于成年人骨折片较大的可用松质骨螺丝钉固定。对于成年人骨折片较小,不易行内固定者,为避免日后尺神经的刺激和压迫,可以切除,并将屈肌腱止点附着部缝合于近侧骨折端处。术后用石膏托固定4～5周。

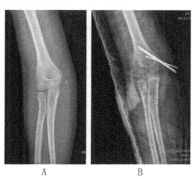

图 3-31　肱骨内上髁骨折Ⅱ型3枚克氏针内固定术后石膏固定
A.术前;B.术后

陈旧性肱骨内上髁撕脱骨折,只要无尺神经症状及肘关节功能障碍者,不必处理。骨折片明显移位,骨折片黏附关节囊前影响肘关节伸展或伴有尺神经症状者,可施行开放复位尺神经游离松解,必要时进行尺神经前置手术。陈旧性内上髁骨折片若复位困难时,也可以切除之。合并尺神经损伤应予以检查,如较严重可同时做尺神经前置手术。

四、并发症

(一)肘内翻

肘内翻是本病最常见的并发症,有时伴有肘关节脱位,注意尺神经有无损伤。肘内翻是远折端内侧骨皮质压缩塌陷,复位或维持复位不佳和重力性内侧移位尺侧所致,与骨骺生长速度无关,远折端旋转移位导致肘内翻,是由于旋转支点多在较宽厚的外侧髁,内侧髁失去支撑,再加上肢体重量及肌肉牵拉力量造成内侧倾斜之故。轻度肘内翻无须处理。肘内翻超过15°,畸形明显者可行髁上截骨矫形手术。

(二)骨不连

若骨不连患者没有任何症状,可不作处理。若出现疼痛、肘部活动受限,可进行手术瘢痕切除植骨内固定。

（三）尺神经麻痹

有尺神经麻痹的患者经手术松解或前置后，症状都能得到改善。

第五节　肱骨外上髁骨折

肱骨外上髁骨折是常见的儿童肘部骨折之一，是外髁骨骺分离，并且是关节内骨折。骨折块大部分由软骨组成，患者年龄越小，则软骨越多。在 X 线片显示仅为肱骨外髁的骨骺化骨中心与干骺端骨折片，而软骨不显影。实际上骨折块相当大，几乎等于肱骨下端骨骺的一半，故在临床上对骨折块的大小要给予充分的估计。对这种骨折处理不当，常发生骨不连、肘外翻畸形、迟发性尺神经损伤及上下尺桡关节不稳等，造成肘关节功能障碍。

一、损伤机制

肱骨外上髁骨折多由间接暴力所致，跌倒时手部先着地，前臂多处于旋前位，肘关节稍屈曲位，大部分外力沿桡骨传至桡骨头，再撞击肱骨外髁而发生骨折。当多合并肘外翻应力，伸肌牵拉等因素造成骨折时，骨折线由外髁上部斜向下内达滑车桡侧部。骨块常包括桡侧干骺端骨片，肱骨小头骨骺，骨折块也常因在损伤时尺骨冠状突撞击滑车，致使骨折块包含有滑车的外侧部。由于肘关节致伤的瞬间所处的位置不同，骨折线由内下向外上、后方延伸，骨折块可包括肱骨外上髁骨骺、肱骨小头骨骺、滑车外侧部及属于肱骨小头之上的一部分干骺端。

二、损伤类型

肱骨外上髁骨折多由间接复合外力造成，可因外力方向、前臂旋转及内收牵拉而产生不同的类型。根据骨折后骨折块移位情况，分为 4 型。

Ⅰ型：骨折无移位。从桡骨传来的暴力冲击肱骨小头，造成肱骨外上髁骨折，由于暴力较小，骨折未移位，骨膜未撕裂。X 线正位片可见肱骨外髁部干骺端有骨折线，而骨折无移位，侧位片无异常或见无移位裂缝骨折。

Ⅱ型：骨折块向侧方、前方或后方移位，但无旋转。骨折端间隙增大轻度移位者，骨膜部分撕裂；重度移位者，完全撕裂，复位后骨块不稳定，在固定中可发生再移位。X线正位片可见肱骨外上髁骨折块向桡侧移位,侧位片骨折块向前、后侧移位或无移位。

Ⅲ型:骨折块向侧方、前方或后方移位,并且有旋转。由于局部深筋膜、骨膜完全断裂,加之前臂伸肌的牵拉,骨折块纵轴向外旋转移位可达 90°～180°;在横轴上也可发生向前方或向后方的不同程度的旋转。肱尺关节无变化。X线正位片可见肱骨外上髁骨折块向桡侧移位,侧位片骨折块向前、后侧移位的同时两骨折面大小不等。

Ⅳ型:肱骨外髁骨骺骨折块可侧方移位、旋转移位,同时肘关节可向桡侧、尺侧及后方移位。关节囊及侧副韧带撕裂,肘部软组织损伤严重。X线正位片可见肱骨外上髁骨折块翻转移位,同时伴有向桡侧的移位,侧位片骨折块翻转移位的同时伴有向前方或后侧移位,如两骨折面大小不等,则考虑伴有旋转移位。

三、临床表现

肱骨外上髁骨折后,肘关节肿胀,以外侧为明显,并逐渐扩散,可以扩散至整个关节。①骨折脱位型的肿胀最严重。肘外侧出现瘀斑,逐渐扩散可达腕部。伤后 2～3 天皮肤出现水疱。肘部疼痛,肘关节呈半屈状。肘外侧有明显压痛,甚至可发生肱骨下端周围压痛。②移位型骨折,可触到骨擦音及活动骨块。可发生肘外翻畸形,肘部增宽,肘后三点关系改变,肘关节活动丧失。被动活动时疼痛加重,旋转功能一般不受限。

X线片显示肱骨小头的骨折线多超过骨化中心的 1/2,或不通过肱骨小头骨化中心,而通过肱骨小头与滑车间沟。通常在干骺端处有一骨折线,骨折块可向外侧移位。骨折脱位型者,正位片显示骨折块连同尺桡骨可向桡侧或尺侧移位,侧位片上可向后侧移位,偶可见向前移位者。

四、诊断与鉴别诊断

(一)诊断

有外伤史,伤后肘部疼痛、肿胀,肘呈半屈曲位。肘外侧局限性或广泛压痛,有骨擦感,成人 X 线可清楚显示骨折线及骨折块,对移位的判断也比较容易。儿童期肘部的骨化中心出现和闭合时间差别很大,在 X 线表现仅是外髁骨化中心移位,诊断时必须加以注意。

(二)鉴别诊断

因儿童骨骺骨化不全,特别是 2 岁以下的幼儿,应注意与肱骨下端全骺分离及肱骨小头骨骺分离相鉴别:肱骨下端全骺分离,表现为肘关节普遍肿胀及周围性压痛,外形类似肱骨髁上骨折或肘关节后脱位,但肘后三角关系正常;只有伴脱位的肱骨外上髁骨折其三角关系方失常。

五、治疗

肱骨外上髁骨折属于肘关节内骨折。所以无论采用何种方法治疗,应该要达到解剖复位或近似解剖复位,否则最终因发生肘关节畸形和创伤性关节炎而导致关节障碍。

(一)手法复位

1.Ⅰ型骨折(无移位骨折型)

无移位的肱骨外上髁骨折,应用上肢石膏托固定,伤肢肘关节屈曲 90°,前臂略旋后位,固定 4 周后拆除石膏,进行肘关节伸屈运动和前臂旋转活动功能锻炼。

2.Ⅱ型骨折(侧方移位骨折型)

应首选闭合复位。通常采用局麻或臂丛麻醉,肘伸直,内翻位使外侧间隙加大,前臂旋后、腕部伸直位,使伸肌群放松,用拇指推移骨折块。如果骨折块向外后方移位,拇指将骨块向前内侧推移使之复位。X 线检查证实已复位者,可用长臂后石膏托或夹板固定 4～6 周,固定时间依据复位后稳定情况,取伸肘或屈肘位及前臂旋后位。

3.Ⅲ型骨折(旋转移位骨折型)

采用闭合复位。要结合 X 线片摸清骨折块的方位,使肘关节处于内翻、前臂旋后位。术者一手拇指扣压肱骨外上髁骨折块,其他 4 指拖住肘关节尺侧,另一手握住伤肢腕部,屈肘 90°,使伤肘内翻,增大外侧间隙,用手指矫正旋转移位的骨折块,推入关节内,再向肘关节间隙按压,使骨折块的骨折面对近侧骨折面,再将肘关节外翻促使骨折块复位。固定方法及时间,同侧方移位骨折型。若复位确已成功,则可扣及肱骨外髁骨嵴平整,拇指压住骨折块进行活动时,肘关节屈伸活动良好,且无响声。

4.Ⅳ型骨折(骨折脱位型)

肘关节脱位合并肱骨外上髁骨折时,因牵引会使骨折块翻转,故禁止牵引。术者一手拇指扣压肱骨外上髁骨折块,其他 4 指拖住肘关节尺侧,术者另一手握伤肢腕部,先将肘关节外翻,用力推压肱骨外上髁骨折块及桡骨小头,同时挤压肱骨下端尺侧,肘关节脱位即可复位,骨折块也通常随之复位,使骨折转为Ⅰ型骨折或Ⅱ型骨折。如果手法粗暴,复位时用力不当,骨骺骨折块可能发生旋转,变为Ⅲ型骨折,此时按Ⅲ型骨折复位。复位后,上肢用石膏固定,在石膏定型之前,于肱骨外髁部加压塑形,以增强骨折复位的稳定度。

(二)手术治疗

肱骨外上髁骨折是一种关节内骨折而且又累及骨骺的骨折。为恢复骨关节形态功能,减少骨关节的生长及活动障碍,其最适宜的处理方法应该是手术切开使其完全恢复解剖位,然后稳定内固定。内固定主要有克氏针固定、松质骨螺钉固定及粗丝线缝合固定等。

1.适应证

包括:①Ⅲ型骨折严重移位或旋转移位;②局部明显肿胀,影响手法复位或手法复位失败者;③某些陈旧性骨折移位。

2.手术操作

(1)臂丛麻醉或全身麻醉,取肘外侧切口,切开皮肤和皮下组织,即能暴露骨折部,清除关节内血肿,辨明骨折块翻转移位的方向和移位的程度,然后拨动外髁骨折块,并使其复位,必须注意肱骨近侧骨折面,有半个滑车,骨折块尾端要和滑车对位。复位后,用电钻在肱骨下端桡侧缘于骨折外侧各钻一骨孔,贯穿10号丝线,收缩结扎丝线时,要保持骨折块对位稳定。结扎稳定后,轻轻活动肘关节,了解其稳定性。如果不满意,可在该缝合部的前、后方各加强固定一针。逐层缝合切口,肘关节屈曲90°,前臂中立位石膏固定。4周后拆除石膏,行肘关节屈曲运动、前臂旋转功能锻炼。

本法与螺丝钉或克氏针内固定比较,具有下列优点:①操作简单,容易掌握;②术中对骨骺很少加重损伤;③术中不需要剥离软组织,可保留骨骺的部分血液供应;④能较稳定维持复位的位置,并对抗伸肌拉力。克氏针固定无此作用,会移位;⑤此种方法,可避免再次手术拔取金属内固定。

(2)另一种内固定采用克氏针,将骨折块复位后交叉穿入2枚克氏针,将骨折块固定,克氏针尾端露于皮外,术后石膏固定3周,3周后拔除克氏针,石膏继续固定2~3周。也可在外上髁下横穿松质骨螺丝钉固定,术后用石膏托固定4周,除去石膏,开始活动肘关节。

六、并发症

(一)骨不连合并肘外翻畸形

其原因是损伤使关节软骨翻转,无法和骨折面愈合,肱骨远端桡侧骨骺软骨板损伤,导致早期闭合,致使肱骨远端发育不均衡造成肘外翻。外翻明显者,可行截骨矫正。

(二)迟发性尺神经炎或麻痹

由于肘外翻畸形的牵拉,或尺骨鹰嘴对尺神经的撞击,均可导致尺神经炎,发现后应及早行尺神经前置手术,以免发生麻痹。

(三)肱骨下端鱼尾样改变

绝大多数病例骨折愈合后,X 线片上显示肱骨下端呈"鱼尾"状畸形。原因是滑车骨折块部分软骨损伤后的营养发生障碍,导致缺血性坏死。这种 X 线畸形改变并不影响关节功能,故临床意义不大。

第六节　肱骨小头骨折

肱骨小头骨折是一种不太常见的肘部损伤,各种年龄组均可发生。单纯肱骨小头骨折以成年人多见;合并部分外髁的肱骨小头骨折多发生在儿童。本骨折是关节内骨折,常因有些骨折较轻,骨折片较小且隐蔽而容易漏诊或误诊,从而导致延误治疗。

一、骨折分类

(一)Ⅰ型

完全骨折又称 Hahn-Steinthal 型,骨折发生在肱骨小头基底部,骨折线位于冠状面,包含一个较大块骨质的小头,亦可累及相邻的滑车桡侧部。

(二)Ⅱ型

部分骨折主要累及关节软骨,几乎不包含骨组织。

二、临床表现与诊断

常由桡骨头传导的应力所致,故有时可合并桡骨头骨折。最为常见的致伤方式是跌倒后手掌撑地,外力沿桡骨传导至肘部;或跌倒时处于完全屈肘位,外力经鹰嘴冠状突传导撞击肱骨小头所致。急诊患者除了肘关节积血肿胀、活动受限以外,局部症状不突出,多于拍照 X 线片时发现,前臂旋转不受限制是其特点。临床上应注意将肱骨小头骨折与外髁骨折进行鉴别。外髁的一部分即关节内部分是肱骨小头骨折，不包括外上髁和干骺端；而外髁骨折除包括肱骨小头外，还包括非关节面部分，常累及外上髁。

典型X线表现如下：侧位片常常可以看到肱骨下端前面，相当于滑车平面有一薄片骨块影，因骨折块包含有较大的关节软骨，故实际的骨折片要比X线片所显示的影像大得多。值得注意的是侧位片上一般很难发现骨折块的来源，需要观察其正位X线片究其来源。正位片由于肱骨小头骨折块大都移位于肱骨下端前方，与肱骨远端重叠，故在肘关节正位片上看不到骨折块影而致漏诊。但如仔细观察其正位X线片，可以发现其肱桡关节间隙增宽，肱骨侧关节面毛糙，失去正常关节面的光滑结构。如出现此典型改变，再加上侧位片肱骨前下端有骨折块影出现，一般不难做出肱骨小头骨折的诊断。

三、治疗

治疗方法包括非手术方法（进行或不进行闭合复位）、骨块切除及假体置换。不论是采取闭合或切开复位，都应争取获得解剖复位，因为即使轻度移位亦可影响关节活动。若不考虑骨折类型，要想获得良好疗效，术后康复至关重要。

（一）非手术治疗

对无移位骨折可行石膏后托固定3周。对成人移位骨折，不建议闭合复位；儿童和青少年移位骨折，可首选闭合复位，实现快速而完全的骨愈合。

如有可能，可对Ⅰ型骨折试行闭合复位，伸肘位对前臂进行牵引，直接对骨折处进行施压以获得复位。对肘部施加内翻应力，可使外侧开口加大，有利于骨折复位。一旦复位满意，应保持屈肘，由桡骨头的挤压作用来维持骨折块的复位。尽管有人强调应在最大屈肘位固定以维持复位，但应注意严重肿胀者减少屈肘位，以防出现缺血性挛缩。前臂旋前有助于桡骨头对骨折块的稳定作用。完全复位后，应将肘部制动3～4周。

（二）手术治疗

手术治疗难度较大，因为即使获得了解剖复位，也做到了术后早期活动，仍可能发生部分或完全性的肘关节僵硬。

因骨折块位于关节囊内，并且常旋转90°，充分的手术显露很有必要。可采取后外侧入路，在肘肌前方进入关节，注意保护桡神经深支。切口要稍偏前方，优点是术中可以避开后方的肱尺韧带，减少发生后外侧旋转不稳定的危险，且不易损伤桡神经深支。若术中或原始损伤累及了后外侧韧带复合体，应在术中行一期修补,并可将其与骨骼进行锚式固定,术后将前臂置于旋后位短期制动,以维护这种修补术的效果。

术中固定可采用松质骨螺钉、克氏针及可吸收螺丝钉固定骨折块,其中以松质骨螺钉的固定效果最好,螺丝钉可自后方向前旋入固定。手术目的是恢复关节面解剖,并给予稳定固定,以允许术后早期活动。若骨折块不甚粉碎,复位满意后用松质骨螺钉固定稳定可靠,术后则不必进行制动,可立即进行屈伸功能锻炼,临床疗效较为满意。对粉碎严重的骨折,普通螺钉或克氏针固定常很难达到理想效果,则可采用外固定架固定。若骨折块太小或严重粉碎,则可考虑行碎骨块切除。对移位骨折,骨折块切除的疗效优于进行闭合或切开复位,并建议早期行切除术,而不是伤后4~5天血肿和渗出开始机化时手术。术后只用夹板或石膏制动2~3天即可开始进行关节活动。骨折块切除术后发生桡骨向近端移位和下尺桡关节的异常并不多见。如果确实因骨折块太小,无法进行复位及固定,遗留在关节内又将成为游离体,进行早期切除有助于功能恢复;但对完全骨折,尤其是骨折累及滑车桡侧时,早期进行骨折块的切除将造成关节活动受限和外翻不稳定。

建议用金属假肢来重建肱骨远端关节面,以避免发生肱骨小头骨折块的无菌性坏死和维持肘关节稳定性,但此种治疗没有得到普遍开展。

对陈旧性骨折伴明显移位而影响肘关节功能时,无论受伤时间长短,都应将骨折块切除。通过软组织松解、理疗和功能锻炼,肘关节功能将得到明显改善。反之,如行切开复位内固定,即使达到解剖复位,效果也不理想。

第七节　尺骨鹰嘴骨折

尺骨近端后方位于皮下的突起称为鹰嘴,其与前方的尺骨冠状突构成半月切迹,此切迹恰与肱骨滑车形成关节。这个关节提供了肘关节屈伸运动,其内在结构增加了肘关节的稳定性。除少数尺骨鹰嘴撕脱骨折外,大多数病例波及半月切迹的关节内骨折。

一、损伤机制

尺骨鹰嘴位于皮下,容易受到损伤。造成其骨折损伤的原因之一可为间接暴力。当跌倒,手掌着地时,肘关节呈半屈状。肱三头肌猛烈收缩,即可造成尺骨鹰嘴撕脱骨折;或在肘部着地时,肱骨下端直接撞击尺骨半月切迹关节面,加上肱三头肌向相反方向牵拉,导致鹰嘴骨折,甚者可造成肘关节前脱位。另直接暴力打击,可导致尺骨鹰嘴粉碎性骨折。只要在骨折发生的瞬间,肌肉收缩力量不是很强烈,骨折移位就不会很明显。

二、骨折分类

鹰嘴骨折属关节内骨折,可由直接暴力或间接暴力引起,分为以下 3 型。

Ⅰ型骨折:影响关节面的近侧 1/3。

Ⅱ型骨折:影响关节面的中 1/3。

Ⅲ型骨折:影响关节面的远侧 1/3。此外,Ⅲ型骨折可伴有桡骨近端向前移位。

三、临床表现及诊断

鹰嘴骨折属于关节内骨折,常发生关节内出血和渗出,导致肿胀和疼痛。压痛比较局限,骨折端可触及凹陷,并伴有疼痛。肘关节呈半屈状,伸屈功能障碍。不能抗重力伸肘是可以引出的最重要体征,这表明肱三头肌的伸肘功能丧失,伸肌装置的连续性中断,此体征的出现与否对确定治疗方案非常重要。此外,留意观察是否合并尺神经损伤。

X 线片可以显示骨折、骨折类型和移位程度。另,拍摄一个真正的侧位片,以准确掌握骨折的特点。正位 X 线片主要呈现骨折线在矢状面上的走向。

四、治疗

在治疗尺骨鹰嘴骨折时,须强调 3 个问题:①要求准确复位,恢复光滑的关节面。如错位愈合,关节面变得高低不平,则会引起活动受限、延迟康复和并发创伤性关节炎;但若能开始早期活动,骨痂可能在生长中塑形,成为光滑的关节面,不会发生创伤性关节炎;②固定应有足够的强度,以容许在 X 线片上尚未证明有完全愈合之前,就能主动开始功能锻炼;③鹰嘴突是肱三头肌的止点,治疗的另一目的是恢复正常的伸肘功能。

(一)手法复位

1.无移位骨折

骨折不完全,无须复位,确诊后即用屈肘 45°～90°位时长臂石膏托固定,2～3 周后拆除石膏。

2.轻度移位骨折

在无麻醉下将肘关节置于屈时 130°～140°位,使肱三头肌放松。术者握紧伤肢的上臂,一手用鱼际抵于鹰嘴尖部,用力推按,使骨折对合复位。复位后肘部伸 130°,石膏托固定 3 周后拆除,并开始功能锻炼。

(二)手术治疗

骨折移位明显,经手法复位失败或不宜手法复位者均应采用手术切开复位内固定治疗。移位鹰嘴骨折的治疗目的是:①维持肘关节的伸肘力量;②避免关节面不平;③恢复肘关节的稳定性;④防止肘关节僵硬。

1.克氏针张力带钢丝固定

此法适用于冠状突近端的非粉碎性鹰嘴骨折,尤其适用于撕脱骨折和横形骨折。张力带钢丝固定的手术方法:切口起于鹰嘴近端 2.5 cm,与鹰嘴外缘平行,紧贴尺骨骨干的外侧缘向远端延长 7.5 cm。显露尺骨鹰嘴骨折两断端,整复骨折块。此时关节面应做到对合平整不留台阶,以免之后发生创伤性关节炎。在尺骨远侧骨块距骨折线 2.5～3 cm 处,从一侧向另一侧钻孔,通过肱三头肌腱膜预置 18 号不锈钢钢丝一段并绕过鹰嘴顶端。再由尺骨鹰嘴近端向骨折远端平行打入 2 mm 克氏针 2 枚,与关节面平行,针尾在骨表面留有约 0.5 cm。远端可穿透尺骨掌侧皮质少许,针尾折弯。再将预置之钢丝绕过 2 个针尾,助手用复位钳维持骨折复位,术者将钢丝在尺骨鹰嘴表面环形绑扎,并收紧钢丝,剪去多余钢丝残端。透视检查,并被动活动肘关节不受影响,缝合切口。传统的"8"字张力带固定法将 2 枚克氏针打入尺骨骨髓腔内,这样随着时间的延长克氏针容易松动,露于骨折近端的针尾易刺激局部滑膜形成滑囊炎,甚至进一步退出,刺破皮肤造成局部感染。因此,推荐将克氏针穿透尺骨掌侧皮质少许,这样可将克氏针牢固固定于两侧皮质,不易松动。克氏针张力带钢丝固定术后可不用外固定,术后 7～10 天即可开始轻度主动和辅助被动活动。

2.髓内固定

此法适用于鹰嘴粉碎性骨折及远端骨块和桡骨头向前脱位者,牢固的固定可防止脱位复发。尺骨鹰嘴粉碎性骨折者必须避免鹰嘴的弓形关节面减少。此外,若合并尺骨干骨折也可使用髓内钉固定两骨折。需要指出的是,若使用髓内螺钉固定尺骨鹰嘴骨折,所应用的螺钉必须有足够的长度以获得对尺骨远端髓腔的牢固把持,而且只使用 1 枚长螺钉可能阻止不了肱三头肌牵拉所致的鹰嘴骨折分离。宜选用两枚螺钉垂直于骨折线平行打入,或联合使用 8 字形张力带钢丝联合固定。

髓内钉可不切开骨折部,采取闭合法插入或采用切开显露骨折部法插入(伸直肘关节,切口从鹰嘴突的近侧 2 cm 处开始,沿桡侧缘向远侧延伸 5～6 cm)。如用闭合法,只需在鹰嘴尖端作一 0.3～0.5 cm 的小切口,用一根直径与尺骨髓腔相符的细斯氏钉,从鹰嘴突尖端钻入,方向对准髓腔。待钉尖到达骨折处,暂停钻入,利用骨外的钉尾,控制骨折片,进行闭合复位。X 线透视确认复位和钉的位置,如复位和钉的方向准确,继续将钉钻入,直至仅有 2～3 cm 长的钉尾露在骨外为止,缝合切口。如屈肘后,骨折片有分离趋势,则需切开显露骨折部,加用"8"字形钢丝固定。若鹰嘴骨折伴有尺骨干骨折,髓内钉采用逆行法钉入,钉入时由助手保持已复位的鹰嘴位置。

3.钢板内固定

粉碎性骨折伴有骨缺损时,使用张力带固定加压可能造成尺骨鹰嘴短缩,可应用 1/3 管型钢板、重建钢板或 3.5 mm LCP 达到坚强固定。切口从鹰嘴突的近侧 2 cm 处开始,沿其桡侧缘向远侧延伸 7～8 cm,切开骨膜,显露骨折部。将骨折准确复位,用巾钳维持复位。将钢板充分塑形以适合尺骨鹰嘴的形状,先用 2 枚螺钉将钢板固定于近端尺骨鹰嘴上,再应用牵开器对骨折进行加压,完成固定后,再用拉力螺钉固定骨折。术后石膏托外固定肘关节于屈曲 90°、前臂中立位 2～3 周。去除外固定后,行肘关节功能活动练习。

4.尺骨鹰嘴切除术

切口以鹰嘴为中心纵行切开,切口长约 10 cm。为了保护尺神经,可先从尺神经沟中将其游离,用橡皮条牵开。在肱三头肌腱膜和鹰嘴后侧筋膜上作一"U"字形切口,使腱膜瓣的远侧端位于骨折的远侧约 0.5 cm 处。将 U 形腱膜瓣向远侧翻转,用巾钳钳住骨折片,用刀切除之。修齐骨折远折片的断面。使肘伸直,将腱膜瓣缝回原处,先缝两侧,然后重叠缝合腱膜瓣的远端、骨膜与深筋膜。将尺神经移至肘关节前面。此手术过程需注意:①切除鹰嘴的范围不能超过冠状突的水平,并须保留半月切迹的远侧垂直;②由于切除鹰嘴后容易损伤尺神经,因此须将其移至肘前。

五、预后及并发症

鹰嘴主要由松质骨组成,鹰嘴骨折经过良好的复位及坚强的固定后,骨折断端间获得了紧密的接触,愈合较快,预后良好。但对于关节面损伤超过 60% 或术后关节面仍有移位超过 2 mm 者预后较差。术后,患者的主要不适是肘部活动受限,特别是伸肘受限。

第八节　肘关节脱位

肘关节脱位是肘部最常见的损伤,在全身各大关节脱位中居第1位,其多发生于青少年,儿童和老年人少见,多为间接暴力所致。按脱位的方向,可分为前脱位、后脱位2种,后脱位常见,前脱位少见。

一、创伤机制

肘关节由肱桡关节、肱尺关节和上尺桡关节所组成。这3个关节共包在一个关节囊内,有一个共同的关节腔。肘关节从整体上来说,以肱尺部为主,与肱桡部、上尺桡部协调运动,使肘关节作屈伸动作。构成肘关节的肱骨下端呈内外宽厚,前后扁薄状,其两侧的纤维层则增厚而形成桡侧副韧带和尺侧副韧带,关节囊的前后壁薄弱而松弛。由于尺骨冠状突较鹰嘴突低,所以对抗尺骨向后移位的能力较对抗前移位的能力差,常易导致肘关节向后脱位。

肘关节脱位主要由间接暴力造成,由于暴力的传导和杠杆的作用而产生不同的脱位形式。患者跌倒时,肘关节伸直前臂旋后位手掌触地,外力沿尺骨纵轴上传,使肘关节过度后伸,以致鹰嘴尖端急骤撞击肱骨下端的鹰嘴窝,在肱尺关节处形成杠杆作用,使止于喙突上的肱前肌及肘关节囊的前壁被撕裂,肱骨下端前移位,尺骨喙突和桡骨头同时滑向肘后方形成肘关节后脱位。由于环状韧带和骨间膜将尺桡骨比较牢靠地夹缚在一起,所以脱位时尺桡骨多同时向背侧移位。由于暴力作用不同,尺骨鹰嘴和桡骨头除向后移位外,有时还可以向桡侧或尺侧移位,形成肘关节侧方移位。向桡侧移位又可称为肘外侧脱位,向尺侧移位称为肘关节内侧脱位。

若屈肘位跌倒,肘尖触地,暴力由后向前,可将尺骨鹰嘴推移至肱骨的前方,成为肘关节前脱位。多并发鹰嘴骨折,偶尔可出现肘关节分离脱位,因肱骨下端脱位后插入尺桡骨中间,使尺桡骨分离。脱位时肘窝部和肱三头肌肌腱被剥离,骨膜、韧带、关节囊被撕裂,以致在肘窝形成血肿,该血肿容易发生骨化,成为整复的最大障碍,也可影响复位后肘关节的活动功能。另外,肘关节脱位可合并肱骨内上髁骨折,有的还夹入关节内而影响复位,若忽视将会造成不良后果。移位严重的肘关节脱位,可能损伤血管与神经,应予以注意。

二、诊断

(一)肘关节后脱位

肘关节肿胀、疼痛、压痛。肘关节呈靴样畸形,尺骨鹰嘴向后突出,肘后关系失常,鹰嘴上方凹陷或有空虚感。肘窝可能触及扁圆形光滑的肱骨下端,肘关节后外侧可触及脱出的桡骨小头。肘关节呈屈曲位弹性固定,肘关节功能障碍。

正位 X 线片见尺桡骨近端与肱骨远端相重叠;侧位 X 线片见尺桡骨近端脱出于肱骨远端后侧,有时可见喙突骨折。

(二)肘关节前脱位

肘关节肿胀,疼痛,肘后部空虚,肘后三点关系失常,前臂较健侧变长,肘前可触及尺骨鹰嘴,前臂有不同程度的旋前或旋后。

侧位 X 线片可见尺骨鹰嘴突出于肘前方,或合并尺骨鹰嘴骨折,尺桡骨上段向肘前方移位。

(三)肘关节侧方脱位

肘关节内侧或外侧副韧带、关节囊和软组织损伤严重,肘部内外径增宽。内侧脱位时肱骨外髁明显突出,尺骨鹰嘴和桡骨小头向内侧移位;外侧脱位时,前臂呈旋前位,肱骨内髁明显突出,尺骨鹰嘴位于外髁外方,桡骨头突出。肘部呈严重的内翻或外翻畸形。X 线片可见外侧脱位尺骨半月切迹与外髁相接触,桡骨头移向肱骨头外侧,桡骨纵轴移向前方,前臂处于旋前位。内侧脱位时,尺骨鹰嘴、桡骨小头位于肱骨内髁内侧。

三、治疗

新鲜肘关节脱位一般采用手法复位,固定 3 周后去除外固定做功能锻炼。合并血管神经损伤者早期应密切观察,必要时行手术探查。对于陈旧性肘关节脱位,经手法整复失败者,可采用切开复位术。

(一)手法复位外固定

1.新鲜肘关节脱位

(1)肘关节后脱位:助手用双手握患肢上臂,术者用一手握住患肢腕部,另一手握持肘关节,在对抗牵引的同时,握持肘关节前方的拇指,扣住肱骨下端,向后上方用力推按,置于肘后鹰嘴部位的其余手指,向前下方用力端托,在持续加大牵引力量后,当听到或触诊到关节复位弹响感觉时,使肘关节逐渐屈曲90°～135°,复位即告成功。肘关节恢复无阻力的被动屈伸活动,其后用三角巾悬吊前臂或长臂石膏托在功能位制动2～3周。

（2）肘关节前脱位：应遵循从哪个方向脱出，还从哪个方向复回的原则。如鹰嘴是从内向前脱位，复位时由前向内复位。术者一手握住肘部，另一手握住腕部，稍加牵引，保持患肢前臂旋内同时在前臂上段向后加压，听到复位的响声，即为复位。再将肘关节被动活动2～3次，无障碍时，将肘关节屈曲135°用小夹板或石膏固定3周。合并有鹰嘴骨折的肘关节脱位，复位时前臂不需牵引，只需将尺桡骨上段向后加压，即可复位。复位后不做肘关节屈伸活动试验，以免导致骨折再移位，将肘关节保持伸直位或过伸位，此时尺骨鹰嘴近端向远端挤压，放上加压垫，用小夹板或石膏托固定4周。

（3）肘关节侧方脱位：术者双手握住肘关节，以双手拇指和其他手指使肱骨下端和尺桡骨近端向对方向移动即可使其复位。伸肘位固定3周后进行功能锻炼。

2.陈旧性肘关节脱位

复位前，应先拍X线片排除骨折、骨化性肌炎，明确脱位类型、程度、方向及骨质疏松等情况。行尺骨鹰嘴骨牵引，重量6～8 kg，时间约1周。肘部、上臂行推拿按摩，并中药熏洗，使粘连、挛缩得到松解。在臂丛麻醉下，解除骨牵引，进行上臂、肘部按摩活动，慢慢行肘关节屈伸摇摆、内外旋转活动，范围由小到大，力量由轻到重，然后在助手上下分别牵引下，重复以上按摩舒筋手法，这样互相交替，直到肘关节周围的纤维粘连和瘢痕组织以及肱二、三头肌得到充分松解，伸展延长，方可进行整复。患者取坐位或卧位，上臂和腕部分别由两名助手握持，作缓慢强力对抗牵引，术者两手拇指顶压尺骨鹰嘴突，余手指环握肱骨下端，肘关节稍过伸，当尺骨鹰嘴和桡骨头牵引至肱骨滑车和外髁下时，缓缓屈曲肘关节，若能屈肘90°以上，即为复位成功。此时鹰嘴后突畸形消失，肘后三角关系正常，肘关节外形恢复。复位成功后，将肘关节在90°～135°范围内反复屈伸3～5次，以便解除软组织卡压于关节间隙中，再按摩上臂、前臂肌肉，旋转前臂及屈伸腕、掌、指关节，以理顺筋骨，行气活血。然后将肘关节屈曲90°位以上，用石膏托或绷带固定2周，去除固定后，改用三角巾悬吊1周。

（二）切开复位外固定

对于陈旧性肘关节脱位手法复位不成功者及骨化性肌炎明显者，可采用切开复位及关节切除术，术后肘关节功能改善比较满意。手术一般取肘正中切口，分离出尺神经加以保护，将肱三头肌肌腱作舌状切开并翻向远端，行骨膜下剥离松解肱骨下端，清除关节内瘢痕组织，进行复位。如不稳定可用克氏针将鹰嘴与肱骨髁固定,放置引流条,固定 3 周后进行肘关节功能锻炼。若脱位时间较长,关节软骨已变性剥脱,已不能行切开复位术。取肘后方切口,将肱骨远端由内外上髁水平切除或保留两上髁而将其间的滑车和外髁的内侧部切除,呈鱼尾状,适当修正尺骨鹰嘴使其形状与肱骨下端相对应并切除桡骨头。彻底止血,将肘关节屈曲 90°～100°位,于内外髁上缘打入 2 枚克氏针,术后石膏托固定,2 周后拔除克氏针,4 周后进行功能锻炼。

(三)药物治疗

早期多为瘀血阻络,治以活血祛瘀、消肿止痛。中期为气血留滞,治以行气活血,舒筋通络。后期为肝肾不足,治以补益肝肾,壮骨强筋。外敷用活血散或消瘀散等,每隔 1～3 天换药一次,肿胀消退后改用外洗药方,至功能恢复。

第九节　腕骨骨折

腕骨骨折是腕部损伤中最为常见的一种形式,它可发生于某一单独腕骨,也可同时发生于多块腕骨,甚至合并有腕部关节的脱位或韧带等软组织的损伤。虽然国内外学者对腕骨骨折发生率的统计不甚一致,但普遍认为舟骨骨折发生率最高,其次依次为三角骨、大多角骨、月骨、头状骨、钩骨、豌豆骨和小多角骨。

一、舟骨骨折

在腕骨骨折中,以舟骨骨折最为多见,占全身骨骨折的 2%～7%,腕骨骨折的 70% 左右。由于舟骨血供特点和在腕骨排列中独特的解剖位置与功能,以及目前诊断技术、治疗方法的不规范,在临床诊断和治疗上国内尚存在很多问题,如新鲜舟骨骨折的漏诊率高和晚期舟骨骨折不连、骨坏死及多并发腕关节不稳定等,导致临床治疗的困难和治疗时间过长,常遗留腕关节的疼痛和不同程度的腕关节功能丧失,甚至发生创伤性关节炎。

(一)损伤机制

舟骨是近排腕骨之一,但排列于远近两排腕骨间,在功能解剖上发挥桥接作用,控制和协调桡腕和腕中关节的运动。因此,在腕关节外伤时易发生骨折。舟骨骨折多为间接暴力所致,因体育运动或交通事故等造成腕关节的非生理性过伸及内收(尺偏),舟骨背伸,舟月间韧带断裂,舟骨呈水平位嵌于桡骨茎突与大、小多角骨之间,受嵌压应力和桡骨茎突背侧缘的挤压应力而发生骨折。由于舟骨中部细小,对暴力抗折性小,所以舟骨骨折以其腰部最为多见,占70%,结节部及近端骨折相对少见,分别占15%。

(二)分类

舟骨骨折的分类应以治疗为目的,从而决定不同的手术适应证。一般根据部位、时间、骨折线的走行和骨折的稳定性进行分类。

(1)按部位分为结节部、腰部和近端骨折。

(2)按时间分为新鲜、陈旧性骨折和骨不连。

(3)按骨折线分为水平型、横型、垂直型、撕脱型和粉碎性骨折。

(4)按骨折的稳定性分为稳定性和不稳定性骨折。稳定性骨折:包括舟骨结节部、腰部和近端的横行骨折,并且无移位,可保守治疗。不稳定性骨折包括:①4种不同体位的X线片(腕关节正位、侧位、旋前45°位和舟骨轴位)示有骨皮质的不连续,且骨折端移位≥1 mm;②近1/3部的骨折;③伴有中间体或镶嵌体背伸不稳定(DISI)的骨折,在侧位X线片上桡月角大于健侧10°;④腕高指数较健侧降低0.03以上的骨折;⑤舟骨长度较健侧缩短1 mm以上的骨折;⑥有游离骨折块或粉碎性骨折;⑦纵形骨折;⑧骨不连;⑨伴有月骨周围脱位的骨折。这些骨折有移位或骨不连,稳定性差,难以手法整复和外固定,必须手术治疗。

(三)诊断

早期正确的诊断,取决于以下几个方面:①理学检查方法的改善和开发;②X线摄影方法的改进和计测等的进展;③CT、MRI、骨扫描、腕关节镜和关节造影等先进诊断技术的应用。

1.临床表现

(1)鼻烟窝的肿胀、疼痛和压痛是新鲜舟骨骨折最典型的症状和体征。由于鼻烟窝的底为舟骨腰部,此体征较特异,可同时伴有舟骨结节的压痛但在陈旧性骨折病例,该体征往往不典型,新鲜骨折亦有体征轻微者,应双侧对比检查,以免漏诊。

(2)舟骨的纵向叩痛:沿第1、第2掌骨的纵向叩痛是诊断新鲜舟骨骨折的又一特有体征。其优点是在腕关节石膏托外固定后仍可检查,但陈旧性骨折多表现阴性。

(3)腕关节功能障碍:以桡偏和掌屈受限为主,是新鲜舟骨骨折的非特异体征。

(4)舟骨漂浮实验:用于诊断不稳定性舟骨骨折和舟月分离症。将患者腕关节处于被动的尺偏位,检查者用一只手握住患者手掌被动使腕关节桡偏。正常时检查者拇指可明显感觉到舟骨结节向掌侧突出,似有压迫拇指的感觉;异常时无此感觉,并产生剧烈的疼痛或弹响。

2.辅助检查

(1)X线检查:现常规采用 4 个体位摄影:腕关节正位、侧位、旋前 45°斜位和舟骨轴位像。为了提高腕关节 X 线片的再现性和诊断的准确率,应采用标准正侧位像,即在肩外展 90°、肘关节屈曲 90°、腕伸直、手掌触片时进行正位拍摄,在肩关节 0°位、肘屈 90°、前臂中立位拍摄侧位。旋前 45°斜位像和舟骨轴位像,可最大限度显示舟骨轴长,便于观察有无骨折,判断其与周围腕骨的关系。①正位:两侧对比判断舟骨的形状是否有短缩,有无骨折线、骨吸收、骨硬化,舟月间隙的大小和近排腕骨弧形连线有无异常。舟骨骨折可见到骨折线和舟骨的短缩。舟月分离时,可见舟月间隙超过 3 mm 和舟、月骨近端连线出现段差。②侧位:观察舟骨有无骨折、移位、驼背畸形和背侧夹层段不稳定。在侧位像,舟骨与月骨、三角骨和头状骨相重叠,判断舟骨骨折较困难,应在熟悉正常 X 线片后两侧对比阅读。在合并背侧夹层段不稳定时,可见月骨与舟骨近侧骨折背伸,舟骨结节则掌屈,向背侧成角畸形,测量桡月角在 0°以下,舟月角在 70°以上。③旋前 45°斜位像:矫正了舟骨生理性的向掌侧 45°、向桡侧 30°的倾斜角,最大限度地展现舟骨全长,可清除重叠所致的骨折线不清。④舟骨轴位像:通过腕关节背伸和尺偏,以矫正舟骨在正位像向下、前、外的倾斜角,较大程度显示舟骨的轴长,同时可避免腕骨的重叠,以利观察骨折线及判断有无移位。

在 X 线诊断上,只要能正确而熟练的阅片,上述 4 种体位可诊断 97% 的舟骨骨折。对疑有而 X 线片不明确的,应在 3～4 周后重复拍片,可因骨折端骨质坏死吸收、骨萎缩而间距增大,而显示清晰的骨折线,以明确诊断。

(2)腕关节造影:通过腕关节造影,可直接观察舟骨骨折的骨折线及有无连接,软骨有无损伤,舟骨与其他腕骨间韧带是否断裂,是否有滑膜炎及其程度与范围等。

(3)腕关节镜:在镜下可直接观察舟骨的骨折线,是否移位和缺损,关节软骨及骨间韧带有无损伤等,是一有价值的诊断方法。

(4)CT:由于 CT 能得到腕关节的不同横断面图像,对于舟骨骨折、移位和骨不连是一种有决定意义的诊断方法,在国外已作为常规进行的术前、术后检查。CT 的最大优点是可在横断面观察舟骨,观察范围广,1 mm 的骨折线或骨分离均可有良好的图像显示,并可沿舟骨长轴做横断像观察。

(5)MRI:MRI 对腕骨的缺血性变化显示了非常敏感的反应,这种性质对舟骨骨折、骨坏死的临床诊断是非常有用的。在 T_1 加权像骨折线表现为低信号区,舟骨的缺血性改变亦为低信号区。而在 T_2 加权像远位骨折端表现为高信号时,表示为骨折的愈合期;近位骨折端的低信号表示骨的缺血性改变;点状信号存在于等信号区域表示缺血性改变有明显恢复。这些变化突破了 X 线诊断的界限,对舟骨骨折的早期诊断和骨折的转归判定有重要意义。

虽然目前在舟骨骨折的辅助诊断上主要依据 X 线片,但应用腕关节镜、CT、MRI 等先进的诊断技术,可提高舟骨骨折的早期诊断率,对判定预后、防止漏诊和并发症的发生有重要意义。

(四)治疗

1.新鲜无移位的舟骨骨折的治疗

对于新鲜无移位的舟骨骨折,采取石膏外固定的治疗。只要固定可靠,时间充足,骨折基本都可以愈合。对此,国内、外学者达成共识,但对于石膏外固定的类型、固定的长度与时间、体位以及有无必要固定腕关节以外的其他关节,意见不一。

2.不稳定性舟骨骨折的治疗

新鲜舟骨骨折保守治疗发生骨不连的概率是比较高的,其主要原因是骨折的移位、DISI 等不稳定骨折的存在。因此,对舟骨不稳定性骨折、晚期的骨不连和骨坏死均采用手术治疗。治疗方法大致有以下 5 种。

(1)单纯切复位内固定:如克氏针、螺钉、骨栓内固定等,适于新鲜的不稳定骨折。

(2)内固定加游离骨移植技术:用于治疗骨不连。

(3)带蒂骨瓣移植术:适用于晚期的骨延迟愈合、骨不连和近侧骨折端的缺血性坏死。

(4)桡骨茎突切除术:适于腰部骨折,切除桡骨茎突的 1/4 左右,以消除腰部的剪力。

(5)加压螺栓(Herbert 螺钉)内固定术:螺栓前后带有螺纹,材料选用钛合金。头端螺纹的螺距较宽,而尾端螺纹的螺距较窄。此方法具有内固定确切可靠、对骨折端有加压作用、可矫正舟骨骨折的畸形和移位等优点,从而促进骨折愈合,缩短治疗时间,有利于早期恢复功能和工作,临床治愈率达 90％以上。

二、月骨骨折

月骨骨折在腕骨中较为少见,这与月骨的解剖特点、位置、功能密切相关。月骨位于由桡骨、月骨和头状骨组成的关节链的中央,在协调腕关节运动和维持腕关节稳定上,均起到重要的作用,其活动度及所承受的剪力均很大。由于约有20％的月骨是单一由掌侧或背侧供血的,这类单侧主干型供血的月骨,易发生骨折后的缺血坏死。

(一)损伤机制

月骨骨折可来自外力的直接打击,造成月骨的纵形劈裂、碎裂或部分骨小梁断裂。但多数患者为间接外力所致,均有腕关节过度背伸的外伤史,如滑倒坠落时以手掌支撑地面等。腕关节过度背伸的过程中,头状骨与月骨发生撞击,而发生月骨冠状面横断骨折,骨折线多位于月骨体的掌侧半。在负向尺骨变异时,月骨内、外侧面受力不均匀,而出现矢状面骨折。腕关节的过度屈伸时,起止于月骨的韧带受到紧张牵拉,易发生月骨的掌、背侧极撕脱骨折。月骨背侧极骨折,亦可因桡骨远端背侧关节缘的撞击所致。同时,月骨在轻微外力的长期作用下,受到桡骨与头状骨的不断挤压,亦可发生月骨疲劳性骨折及骨内微血管网损伤。由于症状轻微,易被忽视,而发生月骨的缺血性坏死。

(二)临床表现

患者均有明显的腕部外伤史。腕部疼痛、月骨区有明显的肿胀、压痛,腕关节屈伸运动受限,甚至影响手指的屈伸运动。疲劳骨折多无外伤史,而且症状轻微。

(三)辅助检查

1.X 线片

正、侧位像均可见断裂的骨小梁和骨折线。侧位像因月骨和其他腕骨的重叠、有时难于诊断,需要加摄断层片。

2.CT 扫描

尤其是三维重建 CT,可以观察到月骨的 3 个断面,有利于明确诊断。

3.MRI 检查

对月骨骨折后发生的缺血性坏死可早期诊断。

(四)治疗

月骨骨折可用短拇人字管型石膏外固定 4～6 周,掌侧极骨折固定腕关节于屈曲位,背侧极骨折固定在腕背伸位,无移位的月骨体骨折固定在功能位。有移位的月骨体骨折应切开复位、克氏针内固定、在骨折固定期间应定期复查断层X线片或CT,判断有无缺血性坏死的发生,以便及时更改治疗方案,月骨背侧极骨折可发生骨不愈合,而出现持续性腕部疼痛,将骨折片切除后,可缓解症状。

三、三角骨骨折

三角骨骨折是继舟骨骨折之后最常见的腕骨骨折,多合并有其他腕关节损伤。三角骨是腕关节中韧带附着最多的腕骨,在维持腕关节稳定与功能及传递轴向外力时具有重要作用。

(一)损伤机制

三角骨骨折多为腕关节过度背伸、尺偏和旋前位时遭受暴力所致,为月骨周围进行性不稳定的1期表现。远侧骨折段与月骨周围的腕骨一起向背侧移位,近侧段与月骨的对应关系不变,称经三角骨月骨周围脱位。在腕关节过伸和尺偏时,可发生钩骨或尺骨茎突与三角骨撞击,导致三角骨背侧部骨折,或因韧带牵拉导致三角骨掌、背侧的撕脱骨折。直接暴力亦可导致三角骨体部的骨折。

(二)临床表现与诊断

(1)临床上患者多表现为腕关节尺侧肿胀、疼痛、压痛、挤压痛,腕关节运动明显障碍。

(2)X线片:腕关节正位像可清晰见到三角骨的骨折线和其与周围腕骨的关系;侧位像可明确背侧皮质骨折;旋后30°斜位像,可观察到三角骨掌侧面骨折线及与豌豆骨的对应关系,有无脱位。

(3)CT对临床症状明显、疑有三角骨骨折而普通X线片无异常时,可行CT或断层检查,以消除其他腕骨遮盖效应的影响,进一步明确诊断。

(三)治疗

无移位的横断骨折,采用短拇人字管型石膏外固定4~6周即可。并发移位或脱位的骨折,先行手法复位、石膏外固定,手法复位失败者可行切开复位内固定。撕脱骨折虽常有骨不愈合的发生,但只要无不适可不需特殊处理;如有症状可行撕脱骨折片切除术,同时修补损伤的韧带。

四、豌豆骨骨折

豌豆骨是8块腕骨中最小的一块,多被认为是一个籽骨,骨折的发生率并不少见。豌豆骨位于三角骨的掌侧,与三角骨构成豆三角关节,也是尺侧腕屈肌的止点,参与腕关节的屈伸运动。同时豌豆骨又与远排腕骨的钩骨钩构成腕尺管,是尺神经和尺动、静脉的通道。

(一)损伤机制

直接暴力是骨折的主要原因,系滑倒、坠落时腕关节呈背伸位,豌豆骨直接触地所致,分为线状和粉碎性骨折。多有腕部复合性损伤;如腕关节的突然强力背伸,尺侧腕屈肌会剧烈收缩以抗衡暴力作用,维持关节稳定,这种间接暴力可致豌豆骨的撕脱骨折。直接或间接暴力均可致豆三角关节发生脱位或半脱位。

(二)临床表现与诊断

1.临床表现

腕尺侧部疼痛、肿胀,豌豆骨处压痛明显,伴有屈腕功能障碍和牵拉痛。有时出现尺神经卡压症状,如环指、小指的刺痛及感觉过敏等。

2.辅助检查

在旋后 30°斜位像和腕管切位像,可清晰显示骨折线,亦可判断豌豆骨与三角骨的对应关系。同时腕关节正、侧位像可明确腕关节有无并发损伤。腕关节中立位时,豆三角关节间隙正常宽 2～4 mm,豌豆骨与三角骨关节面近乎平行,其夹角＞15°。若怀疑豆三角关节半脱位,应做双腕对比检查,患侧可见豆三角间隙＞4 mm;豆三角关节面不平行,夹角＞20°;豌豆骨远侧部或近侧部与三角骨重叠区超过关节面的 15%。

(三)治疗

用石膏托将腕关节固定在微屈曲位 4～5 周,以减少尺侧腕屈肌对骨折端的牵拉,直至骨折愈合。对少数骨折未愈合,遗留有局部疼痛和压痛,影响腕关节功能或骨折畸形愈合,合并有尺神经刺激症状者,可切除豌豆骨,但必须仔细修复软组织结构,重建尺侧腕屈肌腱的止点。4 周后开始功能练习。

五、大多角骨骨折

大多角骨介于舟骨与第 1 掌骨之间,在轴向压力的传导上具有重要作用,分别与舟骨、小多角骨构成关节,尤以第 1 腕掌关节的鞍状关节至关重要,具有双轴运动,为完善拇指的重要功能奠定了解剖学基础。

(一)损伤机制

拇指遭受外力时,轴向暴力经第 1 掌骨向近侧直接撞击大多角骨而发生体部骨折。间接暴力亦可迫使腕关节背伸和桡偏,大多角骨在第 1 掌骨和桡骨茎突下发生骨折。结节部骨折既可来自直接暴力,如腕背伸滑倒,大多角骨与地面直接撞击所致;又可来自间接暴力,如腕屈肌支持带的强力牵拉等。

(二)临床表现与诊断

1.临床表现

临床上多表现为腕桡侧疼痛和压痛,纵向挤压拇指可诱发骨折处疼痛。

2.辅助检查

(1)X 线片:腕关节正位、斜位、腕管位平片检查可见骨折线存在。

(2)CT:对结节部骨折可明确诊断。

(三)治疗

对无移位的体部和结节部骨折,用短拇人字管型石膏外固定 4～6 周。对移位的体部骨折,可行切开复位、克氏针内固定,以恢复鞍状关节面的光滑和平整;有明显移位的结节部骨折,应做骨折块切除,以避免诱发腕管综合征。

六、小多角骨骨折

小多角骨体积小,四周有其他骨骼保护,内外介于大多角骨和头状骨之间,远近介于舟骨与第 2 掌骨之间。又因其位置隐蔽,与其他腕骨相比,鲜有骨折发生。小多角骨是远排腕骨中唯一与单一掌骨底形成关节的腕骨,由第 2 掌骨传递的轴向压力经小多角骨传向舟骨。由于其掌侧面狭窄、背侧面宽阔,轴向压力下易发生背侧脱位。

(一)损伤机制

小多角骨骨折极少发生,多并发第 2、第 3 掌骨基底骨折或脱位。在轴向暴力作用下,第 2 掌骨向近侧移位并与小多角骨相互撞击,导致骨折或小多角骨背侧脱位。陈旧性小多角骨脱位,因合并附着韧带及滋养动脉的撕裂,易发生缺血性坏死。

(二)临床表现与诊断

1.临床表现

临床上患者多有腕背小多角骨处的肿胀、疼痛和压痛,腕关节运动有轻度障碍,伴有活动痛。如骨折块向掌侧移位,可诱发腕管综合征。

2.辅助检查

X 线片上通常可显示骨折线的存在,对可疑的骨折可通过 CT 明确诊断。

（三）治疗

无移位的小多角骨骨折采用石膏外固定 4～6 周。对有骨折移位或并发第 2、第 3 掌骨底骨折、脱位的小多角骨骨折,需切开复位、克氏针内固定,必要时作植骨、第 2 腕掌关节融合,以求得到一个稳定和无症状的第 2 腕掌关节。

七、头状骨骨折

头状骨骨折可单独发生,亦可与其他结构损伤同时存在。由于头状骨头部无滋养动脉进入,其血供来源与舟骨近端相似,由该骨体部的滋养动脉逆行分支供血。因此,头状骨头部和颈部的骨折,易损伤此逆行供血系统,一旦治疗不当,可造成头状骨骨折不愈合或头部的缺血坏死,而导致腕关节运动障碍。

（一）损伤机制

腕关节在掌屈位时,外力直接作用于头状骨,可造成头状骨体部的横折或粉碎性骨折;间接暴力多发生在腕关节桡侧损伤、舟月分离或舟骨骨折后,系腕关节过度背伸、头状骨与桡骨远端关节面背侧缘相互撞击的结果,多见于颈部骨折。骨折后的腕关节继续背伸,可导致骨折远、近侧段分离,无韧带附着的近侧段相对于远侧段约呈 90°的旋转移位。暴力作用消失后,腕关节由过度背伸恢复到自然状态下的屈、伸体位,会加剧近侧端的旋转,使之呈 180°旋转移位。因此间接暴力所致头状骨颈部骨折为不稳定性骨折,且移位的近侧端（头部）易发生缺血性坏死。

（二）临床表现与诊断

(1)临床上表现为头状骨背侧疼痛、肿胀及压痛,腕关节功能受限,伴有活动痛、畸形、异常活动及骨擦音不明显。

(2)常规腕关节正侧位 X 线片上可清晰显示骨折线和骨折端的移位。少数无移位的骨折 X 线平片难以显示,需通过 CT 确诊。

（三）治疗

治疗单纯无移位的骨折可采用石膏外固定 6 周。有移位的新鲜骨折,需切开复位、克氏针内固定;有移位的陈旧性骨折,在切开复位的同时,需切取桡骨瓣游离植骨。骨折近侧端（头部）发生缺血性坏死或创伤性关节炎时,可切除头部,做腕中关节融合术。

八、钩骨骨折

钩骨呈楔形,介于头状骨与三角骨之间,分别与之构成有关,有坚韧的骨间韧带相连。钩骨钩介于腕管与腕尺管之间,分别有腕横韧带、豆钩韧带及小鱼际肌附着,钩的桡侧是屈肌腱,尺侧是尺神经血管束,尺神经深支绕过钩的底部进入掌深间隙,因此钩骨钩一旦骨折、移位,易造成屈肌腱断裂和尺神经卡压。由于钩骨供血来源多样,供血充分,骨内供血多极化,故不易发生缺血性坏死。

(一)损伤机制

钩骨体部骨折多见间接暴力,偶尔由直接暴力所致,可分为远侧部骨折和近侧部骨折两类,其中以远侧部骨折较多见。钩骨钩骨折多见于运动性损伤,直接暴力可发生于球拍对钩骨钩的撞击,而导致钩骨钩基底的骨折。间接暴力为腕关节过度背伸时,腕横韧带和豆钩韧带对钩骨钩的牵拉所致钩骨钩尖端的骨折。

(二)临床表现与诊断

1.临床表现

腕掌尺侧肿痛,握拳时加重,局部深压痛明显,小指外展时疼痛加重。钩骨钩骨折时压痛明显,并有轻度异常活动。有 50% 以上患者可出现腕尺管综合征。陈旧性钩骨钩骨折,亦可出现环指、小指屈肌腱自发性断裂。骨折移位及环指、小指腕掌关节背侧脱位可导致腕关节尺背侧隆凸畸形、局部肿胀和压痛。

2.X 线片

钩骨体部骨折拍摄腕关节正位平片即可明确诊断。但钩骨钩骨折在腕关节正侧位 X 线片上难于诊断,需采用特殊体位摄影。

3.CT 扫描

通过观察腕骨的不同横截面,可直接显示出钩骨钩骨折的部位及移位程度。因此,在临床上怀疑钩骨钩骨折而单纯 X 线不能明确诊断时,应常规做 CT 检查。特别是三维 CT 可消除重叠腕骨的影响,从立体上判断骨折移位的方向性,因而具有很高的诊断价值。

(三)治疗

(1)无移位的钩骨体部骨折,因其较稳定,也无并发症,采用石膏托外固定4～6 周即可。

(2)体部骨折有移位或并发腕掌关节脱位,早期可行切开复位,克氏针内固定,晚期则在复位后做腕掌关节融合术,以消除持续存在的疼痛等症状。钩骨钩骨折对手的功能影响较大,并发症多,骨折片较小并且垂直于手掌,很难复位和外固定,因此一旦确诊,即应手术治疗,可行切开复位、克氏针内固定或钩骨钩切除术。前者因内固定较困难,易并发尺神经卡压和屈肌腱损伤,而较少应用,后者手术操作简单,不破坏腕关节的稳定,术后无并发症,腕关节功能得以迅速恢复。术中应修复钩骨钩骨折断面、豆钩韧带,将腕横韧带的止点与骨膜一起缝合。合并尺神经卡压时应同时行尺神经松解术,屈肌肌腱断裂时也应修复。

第十节　掌 骨 骨 折

一、损伤机制

掌骨骨折多为直接暴力造成,暴力多种多样,如重物压砸伤、机器绞伤、压面机挤伤、车辆撞击伤和压轧伤等。这种力量往往比较大,常造成皮肤、神经、肌腱等组织的复合性损伤。骨折也比较严重,多是粉碎性骨折,有明显的移位、成角、旋转畸形。此类骨折不但骨折难处理,同时还会有皮肤、神经、肌腱等组织缺损,有的还会有血液供应障碍,可能造成手指或整个肢体坏死。

也有的损伤相对简单,如第 5 掌骨颈骨折,又称拳击者骨折,是发生在第 5 掌骨颈的骨折。当握拳做拳击动作时,暴力纵向施加掌指关节上,传达到掌骨颈部造成骨折。其次,掌骨颈骨折也可发生在第 2 掌骨(图 3-32)。其他掌骨颈骨折较少见。

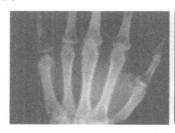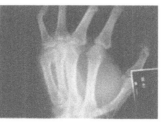

图 3-32　第 5 掌骨颈骨折

在掌骨头骨折则是由于手在握拳位,掌骨头受直接打击所致。也可发生于机器的压轧伤。掌骨头的骨折是在关节内,故骨折常影响到关节面的平整及晚期关节的活动。

发生在掌骨基底的骨折是腕掌关节内的骨折,多由于纵向撞击力量作用在掌骨,传达至腕掌关节处,造成腕掌关节骨折脱位。虽然骨折移位不多,但如治疗不当,常会遗留局部隆起、疼痛以及因屈、伸肌腱张力失衡使手指活动受限。

二、损伤分类

(一)掌骨头骨折

(1)单纯掌骨头骨折,发生在掌骨头的骨折可有斜形、横形、纵形,损伤多为闭合性。骨折愈合后,如关节面不平,可影响关节活动。晚期,由于关节面反复磨损,还会造成创伤性关节炎。

(2)关节软骨骨折,此种损伤多由于紧握拳时拳击锐利性的物体,如牙齿、玻璃等,致使关节内软骨破碎。损伤多为开放性,可从伤口看到破碎的软骨面。

(3)掌骨头粉碎性骨折,多发生于较大暴力的损伤,常合并有相邻的掌、指骨骨折及严重的软组织损伤(图 3-33)。

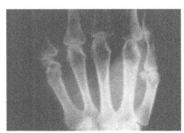

图 3-33　第 5 掌骨头骨折

(二)掌骨颈骨折

正常掌骨颈向背侧轻度成角,称颈干角,在斜位 X 线片上,第 5 掌骨的颈干角约为 25°。有人认为,此角超过 30°,即为手术或整复的适应证。在 30°以内者,对手的外观及功能都没有明显影响。

(三)掌骨干骨折

掌骨干骨折发生在第 3、第 4 掌骨者较多。作用在手或手指上的旋转暴力,常致成斜形或螺旋形骨折;由纵轴方向的暴力传达致掌骨上时,多造成横形骨折。一般横形骨折是稳定性骨折,而斜形或螺旋形骨折为不稳定性骨折。

(四)掌骨基底骨折

多为腕掌关节的骨折脱位,常发生在第 1、第 4、第 5 腕掌关节。第 1 腕掌关节已单有论述,第 4、第 5 腕掌关节也有较大的活动,它们分别可屈、伸 15°和 20°,位于尺侧边缘,故易受伤(图 3-34)。

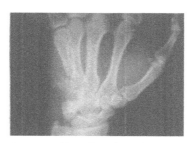

图 3-34 第 4、第 5 掌骨基底骨折

三、治疗

(一) 掌骨头骨折

要根据骨折移位的情况,如骨折稳定,横形或斜形骨折,但无明显移位,而且关节面平整的,可用石膏托固定掌指关节于屈曲位。3 周后解除制动作主动功能锻炼。

有移位的骨折,因骨折块在关节内,又无韧带或肌腱的牵拉,复位比较容易。要使关节在屈曲位,轻轻牵拉该指,使手指侧偏,并轻轻挤压掌骨头,可使向两侧移位的骨块复位。屈曲掌指关节,向背侧推顶掌骨头,可使向掌侧移位的骨折块复位。

如手法复位失败,可行切开复位及克氏针内固定手术。但应注意,掌骨头为松质骨,骨折复位后,钢针应准确打入,争取一次成功。否则,钢针反复穿入,会使钢针松动,固定不牢或失败。钢针可保留 4 周左右,然后去除固定,开始活动。

对关节软骨骨折,应彻底清创,脱入关节内的小骨折片应摘除,较大的骨折可复位后以石膏托作短时间固定,然后开始活动。

掌骨头粉碎性骨折对骨折移位不明显,关节面尚平整者,可做石膏托固定 3～4 周后开始功能练习。有移位的骨折治疗比较困难,可行切开复位,以多根细钢针分别将骨折块固定。若骨折块小,钢针粗,贯穿骨折块时容易碎裂。固定后,一旦骨折初步愈合,即可开始活动以防关节僵直。如掌骨头严重粉碎、短缩、已无法使用内固定时,可用骨牵引 3～4 周,然后开始主动功能练习。

(二) 掌骨颈骨折

对稳定性骨折,且成角在 30°以内者,对手的外观及功能都没有明显的影响。可作整复或不做整复直接用石膏托固定腕关节于轻度背伸,掌指关节屈曲 50°～60°,指间关节在休息位,6～8 周,拆除石膏鼓励患者活动患手。有的患者可能有 15°～20°的掌指关节伸展受限,一般锻炼 2～3 个月后即可恢复正常。

掌骨颈不稳定性骨折,常有较大的成角畸形及移位,可行手法整复。因为掌指关节侧副韧带附着于掌骨头两侧偏背部,掌骨颈骨折后,若将掌指关节伸直位牵引,会使侧副韧带以掌骨头的止点处为轴,使掌骨头向掌侧旋转,加重掌屈畸形。整复时,必须将掌指关节屈曲90°,使掌指关节侧副韧带处于紧张状态,使近节指骨基底托住掌骨头,再沿近节指骨纵轴向背侧推顶。同时再在骨折背部向掌侧加压,畸形即可矫正(图3-35)。

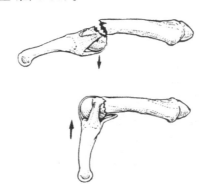

图 3-35　掌指关节屈曲 90°,以近节指骨推顶掌骨头,使骨折复位

整复后,用背侧石膏托将掌指关节制动于屈曲90°及握拳位。4周后,拆除石膏,开始活动。

还可用经皮克氏针固定。先将骨折复位,然后经皮在远骨折段横形穿入不锈钢针。用相邻的正常掌骨头固定。如第5掌骨颈骨折,可固定在第4掌骨上;第2掌骨颈骨折,可固定在第3掌骨颈上。钢针应从掌骨头侧副韧带止点处穿出,若穿过韧带中部时,则限制掌指关节屈伸活动。

如掌骨颈有较多的骨质,还可使用微型钢板固定。使用T形或Y形钢板固定骨折,可达到坚强的固定。术后可使用短时间制动或在固定非常牢固情况下不使用制动,早期开始功能锻炼。但应注意,活动时要空手,不能负重或用力。

(三)掌骨干骨折

由于相邻骨间肌及掌骨间韧带的作用,一般骨折比较稳定。

(1)对稳定性骨折,可使用石膏托将患手固定在腕轻度背伸,掌指关节屈曲,指间关节休息位,6~8周后去除石膏,练习手部活动。

(2)骨折端有短缩或旋转时为不稳定性骨折,可行手法复位后用石膏托或石膏管型固定。但很多斜形或螺旋形骨折复位后,用石膏固定很难防止畸形重新出现,应行切开复位内固定。

（3）斜形或螺旋形骨折可用不锈钢针垂直骨折线固定。为控制骨折块旋转，常需用2～3根钢针做内固定。

不稳定性骨折也可经皮用钢针横形穿过远、近骨折块固定在相邻完整的掌骨上。为使术后早期开始活动，目前应用较多的是微型钢板。由于掌骨较长，可以使用5孔或6孔钢板。固定后骨折稳定，可以早期开始活动。但应注意，开始时一定要空手活动，不能负重及用力（图3-36）。

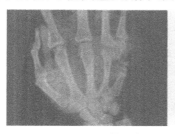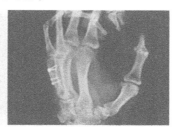

图 3-36　第 5 掌骨干骨折，使用微型钢板固定

(四)掌骨基底骨折

常合并有腕掌关节脱位，但在早期，复位容易。手法整复后，以短臂石膏托固定。第2、第3腕掌关节因活动度小，骨折后移位少，复位后比较稳定，容易固定。而第4、第5腕掌关节活动度大，复位容易，固定困难，因而可行经皮或切开复位。

经手术复位固定后预后大多较好，由于掌骨基底为松质骨，因而愈合快，很少有不愈合者。骨折愈合后对手的功能影响不大。

第四章

骨盆损伤

第一节 骨盆骨折

一、骨盆的生物力学

骨盆为一个纯环形结构,如果环在一处骨折并且有移位,在环的另一侧肯定存在骨折或脱位。前方骨盆骨折可以是耻骨联合和单侧或双侧耻骨支骨折。

(一)骨盆的稳定

骨盆的稳定可以被定义为在生理条件下的力作用于骨盆上而无明显的移位。很明显,骨盆的稳定不仅依赖于骨结构,而且也依赖于坚强的韧带结构将3块骨盆骨连接在一起,即2块无名骨、1块骶骨。如果切除这些韧带结构,骨盆会分为3部分。

骨盆环的稳定依赖于后骶髂负重复合的完整(图4-1)。后部主要的韧带是骶髂韧带、骶结节韧带和骶棘韧带。

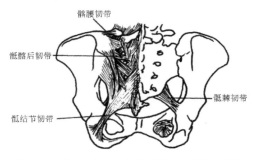

图 4-1 骨盆环后方主要稳定结构(张力带)

复杂的骶髂后韧带复合是非常巧妙的生物力学结构,它可承受从脊柱到下肢的负重力的传导。韧带在骨盆后部稳定中扮演了重要的角色,因为骶骨在拱形中并不形成拱顶石的形状,它的形状恰恰相反。因此,骶髂后骨间韧带为人体中最坚固的韧带,以维持骶骨在骨盆环中的正常位置。同样,髂腰韧带连接 L_5 的横突到髂嵴和骶髂骨间韧带的纤维横形交织在一起,进一步加强了悬吊机制。骶髂后复合韧带如同一个吊桥的绳索稳定骶骨。

粗大的骶棘韧带从骶骨的外缘横形止于坐骨棘,控制骨盆环的外旋。骶结节韧带大部分起于骶髂后复合到骶棘韧带和延伸至坐骨结节。这个粗大韧带在垂直面走行,控制作用于半骨盆的垂直剪力。因此,骶棘韧带和骶结节韧带相互成 90°,很好地控制了作用于骨盆上的 2 种主要外力,即外旋外力和垂直外力,并以此种方式加强骶髂后韧带。

骶髂前韧带扁平、粗大,虽然没有骶髂后韧带强大,但可控制骨盆环外旋与剪力。

(二)致伤外力作用在骨盆上的类型

作用在骨盆上的大部分暴力为:外旋、内旋(侧方挤压)和在垂直水平上的剪力。

1.外旋

外旋暴力常常由于暴力直接作用在髂后上棘致单髋或双髋强力外旋造成,并引起开书样损伤,即耻骨联合分离。如外力进一步延伸,骶棘韧带与骶髂关节前韧带可以损伤(图 4-2、图 4-3)。

2.内旋(侧方挤压)

内旋外力或外侧挤压力可由暴力直接作用在髂嵴上产生,常常造成半骨盆向上旋转或所谓"桶柄"骨折,或外力通过股骨头,产生同侧损伤(图 4-4、图 4-5)。

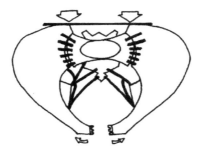

图 4-2 骨盆受到由后向前的暴力造成耻骨联合分离的"开书"样损伤

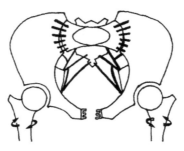

图 4-3 下肢的极度外旋也可造成"开书"样损伤

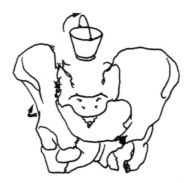

图 4-4 骨盆骨折"桶柄"样损伤

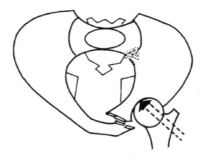

图 4-5 侧方暴力作用在大转子造成髋臼前柱骨折,同侧骶髂后复合也受到损伤

3.在垂直水平上的剪力

在垂直平面上的剪力通过后骶髂复合骨小梁,而侧方挤压力引起松质骨嵌压,通常韧带结构保持完整,此种情况在侧方挤压性骨折中由于注重耻骨支的骨折,较易使骶骨压缩性骨折漏诊(图 4-6)。剪式应力可造成骨的明显移位和广泛软组织结构移位(图 4-7)。这个力持续作用于骨盆,超出了软组织的屈服强度,可产生前后移位的骨盆环不稳定。

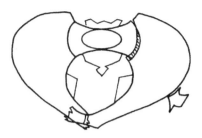

图 4-6　侧方暴力作用在髂嵴造成患侧半骨盆内旋,使骶骨压缩骨折和耻骨支骨折

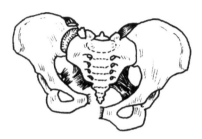

图 4-7　垂直剪力造成的半骨盆移位

二、骨盆骨折分类

骨盆骨折可分为稳定性骨折、不稳定性骨折和其他类型骨折。其他型又分为复杂类型骨折、合并髋臼骨折以及前弓完整的骶髂关节脱位本节不进行讲解。

Tile 骨盆骨折分型如下。

(一)骨盆环稳定性骨折

此种骨折多为低能量骨折。例如髂前上棘和坐骨结节撕脱骨折,因骨盆环完整,称为骨盆环稳定性骨折。

(二)骨盆环部分稳定性骨折

1.开书样骨折(前后挤压性骨折)

外旋外力作用于骨盆造成耻骨联合分离,但是前部损伤亦可使耻骨联合附近的撕脱骨折或者通过耻骨支的骨折。它们分为 3 个阶段。

(1)第 1 阶段:耻骨联合分离<2.5 cm,可保持骨盆环的稳定。这种情况与妇女生产时不同,骶棘韧带和骶髂前韧带完整(图 4-8)。因此,CT 扫描无骶髂关节前侧张开。

(2)第 2 阶段:外旋外力到达极限,后部髂骨棘顶在骶骨上。在这种特殊情况下,骶棘韧带和骶髂前韧带断裂,骶髂后韧带完整(图 4-9)。因此,外旋时此种损伤是不稳定的,但只要外力不持续下去且不超过骶髂后韧带的屈服强度,通过内旋可使稳定性恢复。持续的外旋外力超过骶髂后韧带的屈服强度可导致完全的半骨盆分离,这不再是开书样损伤而是最不稳定的骨折(图 4-10)。

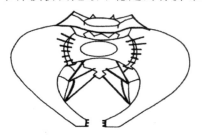

图 4-8　第 1 阶段开书样骨折

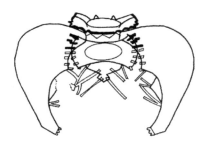

图 4-9　第 2 阶段开书样骨折

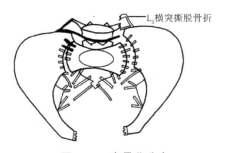

图 4-10　半骨盆分离

如果暴力继续加大,骶髂后韧带断裂,整个半骨

盆失去稳定,此时在 X 线片上可见 L_5 横突骨折

　(3)第 3 阶段:耻骨联合分离并波及骨盆内软组织损伤,例如阴道、尿道、膀胱和直肠。

　2.侧方挤压性骨折

　　根据损伤位置的前和后,侧方挤压损伤有多种类型。前部或后部损伤可以在同侧(Ⅰ型),或者对侧,产生所谓"桶柄"样损伤(Ⅱ型)。"桶柄"样损伤有 2 种类型:前后相对的损伤或四柱或骑跨骨折,即双耻坐骨支均骨折。

（1）同侧损伤（Ⅰ型）。

双支骨折：内旋暴力作用在髂骨或直接外力撞击大转子可造成典型的半骨盆外侧挤压或内旋骨折。上下支均骨折在骶髂关节前可造成挤压，通常骶骨后部韧带结构完整。在暴力的作用下，整个半骨盆可挤压到对侧，造成骨盆内膀胱和血管撕裂。组织的回弹可使检查者误诊，因为在 X 线片上骨折无明显移位。

耻骨联合交锁：这种少见的损伤是同侧侧方挤压类型的一种形式。当半骨盆内旋时，耻骨联合分离和交锁，使复位极为困难（图 4-11）。

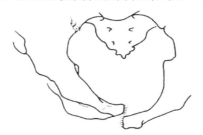

图 4-11　耻骨联合交锁

在侧方挤压暴力下发生少见的耻骨联合交锁伴后方挤压，复位困难

不典型损伤：在年轻妇女中常常可见到不典型的外侧挤压型损伤。当半骨盆向内移动发生耻骨联合分离和耻骨支骨折，常常波及髋臼前柱的近端。暴力继续使半骨盆内旋，耻骨上支可向下内移位进入会阴（图 4-12）。此种损伤实际上是骨盆的开放性损伤，临床上极易漏诊。

（2）桶柄样损伤（Ⅱ型）。桶柄样损伤通常由直接暴力作用在骨盆上造成。前部骨折后常常伴对侧后部损伤或全部前侧骨折，亦可存在耻骨联合分离伴耻骨或坐骨支骨折。这种损伤有其特殊的特征，患侧半骨盆向前上旋转，如同桶柄一样。因此，即使后部结构相对完整，患者会存在双腿长度的差异。通常后侧结构嵌插，在查体时很易察觉畸形。在复位这种骨折时需要纠正旋转而不是单纯在垂直面上的牵引。

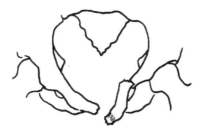

图 4-12　侧方挤压造成耻骨上支的骨折

年轻妇女常见，有时耻骨支刺破阴道造成骨盆开放骨折，临床上较易漏诊

随着持续内旋,后侧结构受损,产生某些不稳定。但前方的骶髂嵌插通常很稳定,使复位极为困难。

3.完全不稳定性骨折

不稳定性骨折意味着骨盆床的断裂,其中包括后侧结构以及骶棘韧带和骶结节韧带。此种损伤可为单侧,波及一侧后骶髂复合或可为双侧都受累。X线片显示 L_5 椎体横突撕脱骨折或骶棘韧带附着点撕脱骨折。CT检查可进一步证实这种损伤。为明确诊断,建议所有病例都进行 CT 检查。

三、临床表现

骨盆环损伤的物理检查是非常重要的,无论是在急诊室或手术室,其基本判断是相同的。视诊可了解出血的情况,例如腹股沟和臀部的挫伤及肿胀说明存在非常严重的损伤,其下方有出血。阴囊出血常伴前环的损伤。骨盆的触诊可揭示较大的出血或骨折脱位区域的损伤。骨盆骨折的潜行剥脱,Morel-Lavallee 损伤(大转子部软组织损伤)在损伤初期并不明确,但随时间延长可变明显。骨盆前环损伤要高度怀疑尿道损伤。

潜在骨盆环损伤患者的初诊时,首先要证实潜在的不稳定和畸形。诊断骨性的稳定要用双手按两侧髂嵴给予内旋、外旋、向上及向下的应力,任何超量的活动均视为异常。患者清醒时由于疼痛检查时非常困难,最好在麻醉下或镇静剂下检查。一旦检查证实骨盆环存在不稳定,禁忌重复检查,因为反复检查可造成进一步出血。存在半骨盆不稳定而有活动性出血的患者,需尽快手术使其达到稳定,对清醒患者耻骨联合与骶髂关节的触诊可证实其真实损伤。同时还要检查畸形情况,包括肢体的长度差异和双侧髋关节旋转是否对称。

不要漏诊开放的骨盆骨折。重视会阴及直肠部的软组织检查以及骨盆后部的软组织缺损。对不稳定性损伤推荐使用肛镜,对妇女有移位的前环损伤有必要使用阴道镜检查。骨盆的开放骨折有很高的致残率和死亡率,早期积极治疗,即刻清创,稳定骨盆及开腹探查是治疗的基本原则。

前后挤压损伤、侧方挤压损伤为高能量损伤,常伴有其他脏器的损伤,75%的患者的存在潜在出血,腹部损伤发生率达 25%,腰丛损伤达 8%~10%,并且60%~80%的患者合并其他骨折。因此,对这些骨折要给予充分的重视。

波及骨盆带结构的骨折通常由交通事故或高处坠落伤所致。尽管这些损伤较少见,但其致残率和死亡率很高。由于骨盆骨折的临床体征不明显,所以X线片和 CT 检查对诊断相当重要。其他辅助技术如血管造影、膀胱造影、骨扫描及

MRI 等可用于判断伴随的软组织损伤及骨盆内器官的损伤。

作为全面了解骨盆损伤的正位 X 线片在急诊复苏时常用。然而单独依靠正位 X 线片可造成错误判断,因为骨盆的前后移位不能从正位 X 线片上识别。一个重要的解剖特点是在仰卧位骨盆与身体纵轴成 40°~60°角倾斜。因此,骨盆的正位片对骨盆缘来讲实际上是斜位。为了多方位了解骨盆的移位情况建议采用入口位及出口位 X 线片。

骨盆骨折标准的 X 线片评估包括正位、入口位、出口位、Judet 位(闭孔斜位及髂骨斜位),另需 CT 轴向扫描。

(一)正位

正位的解剖标志为耻骨联合、耻骨支、髂前上棘、髂前下棘、髂骨嵴、骶骨棘、S_1 关节、骶骨岬、骶前孔及 L_5 横突。前弓主要诊断耻骨或坐骨支骨折,耻骨联合分离或两者并存。后弓则存在骶骨骨折,髂骨骨折及骶髂关节脱位,其骨折移位的程度可作为判断骨折稳定与否的指标。其他骨折不稳定的情况也应注意,如 L_5 横突骨折常伴有骨盆垂直不稳定。如存在移位的坐骨棘撕脱骨折,说明骶棘韧带将其撕脱,骨盆存在旋转不稳定。正位相可评价双侧肢体长度是否一致,这可通过测量骶骨纵轴的垂线至股骨头的距离来判断。除此之外,亦可见骨盆的其他骨性标志,如髂耻线、髂坐线、泪滴、髋臼顶及髋臼前后缘。

(二)入口位

患者仰卧位,X 线球管从头侧指向骨盆部并与垂直线成 40°角。为了充分了解入口位,认识 S_1 前方的骶骨岬(即隆起)非常重要。在真正的入口位,X 线束与 S_2、S_3 的骶骨体前方在同一条线上。在此条线上 S_2、S_3 的前侧皮质重叠,在骶骨体的前方形成一条单独的线,此线在骶骨岬后方几毫米代表骶髂螺钉的最前限。

入口位显示骨盆的前后移位优于其他投射位置。近年来研究表明,后骨盆环的最大移位总是出现在入口位中。外侧挤压性损伤造成的髂骨翼内旋,前后挤压造成的髂骨翼外旋以及剪式损伤都可以在入口位中显示。同时入口位对判断骶骨压缩骨折或骶骨翼骨折也有帮助。沿着骶骨翼交叉线细致观察并与对侧比较,可发现骶骨的挤压伤及坐骨棘撕脱骨折。

X 线球管向足侧倾斜 45°,可很好地显示骶髂关节、坐骨棘、耻骨支、耻骨联合等骨性结构。

(三)出口位

患者仰卧位,X 线球管从足侧指向耻骨联合并与垂线成 40°角。这种投射有助于显示骨盆在水平面的上移,也可观察矢状面的旋转。此位置可判断后半骨盆环无移位时存在前半骨盆环向上移位的情况。出口位是真正的骶骨正位,骶骨孔在此位置为一个完整的圆,如存在骶骨孔骨折则可清楚地看到。通过骶骨的横形骨折,L_5 横突撕脱骨折及骶骨外缘的撕脱骨折亦可在此位置观察到。球管向头侧倾斜 45°,可很好显示闭孔、骶孔、L_5 横突等骨性结构。

(四)Judet 位

闭孔斜位片,骨盆向健侧倾斜 45 度,X 线球管对准患侧的关节,可以清楚显露髂耻线和后壁。若髂耻线的前柱和后壁骨折,可以清楚地在闭孔斜位片上显示出来。

髂骨斜位片,骨盆向患侧斜 45 度,X 线球管对准患侧髂前上棘,这个体位可以显露出坐骨大切迹、坐骨棘、前壁。若前壁骨折或者后柱骨折,可以清楚地在髂骨斜位片上显示出来。

总结:闭孔斜位看前柱和后壁,髂骨斜位看后柱和前壁。

(五)骨盆骨折的 CT 轴向扫描

CT 轴向扫描可增加诊断价值。例如 CT 诊断后侧骨间韧带结构非常准确,这对于判断骨盆是否稳定非常有意义。CT 轴向扫描对判断旋转畸形和半骨盆的平移也很重要。例如骶骨分离、骶孔骨折及 $L_5 \sim S_1$ 区域损伤等只有在 CT 轴向扫描上才能发现。骶髂关节前后皆分离的损伤可通过平片证实,但对于开书样骨折骶髂关节前方损伤而后方完整的情况,只能通过 CT 来诊断。CT 检查亦可诊断伴随的髋臼骨折,如耻骨支骨折可影响髋臼下面的完整性。另,CT 检查对于识别骶骨翼骨折及嵌插骨折也有非常重要的意义。

四、骨盆骨折的治疗

对多发创伤患者的总体评估的详细讨论不在本部分的讨论范围之内。由于多发创伤合并骨盆骨折患者的死亡率为 $10\% \sim 25\%$,由此,对多发创伤患者制定治疗计划必要性要重点强调。患者从损伤初始直到骨折固定的治疗必须始终在适当的监护病房中进行。系统治疗计划的执行应在复苏抢救的同时而不是序列进行。涉及气道、出血和中枢神经系统的问题应优先得到处理。迅速地复苏抢救应同时注意保持气道通畅和纠正休克。在骨盆创伤中,休克会因后腹膜动静脉出血而难以纠正。基本复苏处理之后的进一步处理包括对气道、出血、中枢神经系统、消化系统、内分泌系统以及骨折的进一步检查。

(一)急救

后腹膜出血和骨盆后出血是骨盆创伤的主要并发症,伴发此并发症的患者需要大量液体输注。休克的早期处理应包括抗休克充气衣(PSAG)。PSAG 的优点大于缺点,唯一较显著的缺点是无法进行腹部操作。充气衣不能立即放气。在逐步放气的同时应仔细监测血压。收缩压下降>1.3 kPa(10 mmHg)以上是进一步放气的禁忌证。其他重要指示包括充气时先充腿部后充腹部而放气时顺序相反。

骨折固定属急诊复苏期处理范畴之内。前方外固定架可达到减少骨盆后静脉出血及骨质出血的作用,因此应早期进行骨盆骨折的固定。

当患者在应用上述措施,如输液、抗休克充气衣和早期骨盆骨折固定,休克能得到很好的控制,但当输液量减少时又重新回到休克状态时应考虑小口径动脉出血的可能。在这种情况下,当患者达到血流动力学稳定后将患者转移至血管中心进行动脉造影,若发现小口径动脉存在破裂则用栓塞材料栓塞。

直接手术方法控制出血一般很少应用并且常不成功。手术的主要适应证是开放骨盆骨折合并主要血管损伤而导致低血容量休克的极危重患者。

开放骨盆骨折的死亡率很高,但是开放骨盆骨折的类型,是后侧还是外侧对于预后的判断十分重要。一些骨盆骨折实际上相当于创伤性半骨盆切除,并且在极少数情况下完成此半骨盆切除可能挽救生命。

若患者处于重度休克状态[即血压<8.0 kPa(60 mmHg)并对输液无反应],必须采取紧急措施以节省时间。若排除了胸腔、腹腔出血则应怀疑后腹膜出血。腹腔镜探查及镜下主动脉结扎可为进行正确方法的止血和血管修复争取时间。

(二)临时固定

临时固定只用于潜在增加骨盆容积的骨折,即宽开书样损伤或不稳定性骨盆骨折。对于占骨盆骨折总数 60% 的侧方挤压损伤则很少需要临时固定。

可在急诊室应用骨盆钳(Ganz 钳)以解决无法立即应用外固定架的问题。否则必须急诊应用前方外固定架以获取临时固定。应用前方外固定架可减少骨盆容积从而减少了静脉性和骨性出血,另外可显著缓解疼痛并使患者处于直立位而保持良好的肺部通气。鉴于这些患者的一般状况极差,简单的外固定架即可。生物力学研究表明应用简单构型外固定架即可对开书样骨折提供可靠的稳定性。但是对于不稳定性骨盆骨折,若要使患者能够行走则不论应用多么复杂的外固定架也不能完全地固定骨盆环。复杂的外固定架需要对髂前下棘做过多的解剖显露,而这与急诊期处理原则相抵触,因此需结合实际情况。

(三)最终固定

对肌肉骨骼损伤的最终固定依靠对骨折构型的准确诊断。对于稳定的和无移位或微小移位的骨盆骨折,不论骨折类型如何只需对症治疗。此型损伤患者可短期内恢复行走功能,骨盆骨折的影响可以忽略。但有移位的骨盆骨折则需要仔细检查和考虑,如下述。

1.稳定性骨折

(1)开书样(前后挤压型)骨折。

Ⅰ型:开书样骨折Ⅰ型中耻骨联合分离＜2.5 cm时不需特殊治疗。一般此类型损伤患者无后方破坏并且骶棘韧带保持完整。因此,这种情况与怀孕时耻骨联合所发生的变化相似。在诸如卧床休息等对症治疗后骨折常能彻底愈合并且极少残留任何症状。

Ⅱ型:当耻骨联合分离＞2.5 cm时,医师面临以下几种选择。①外固定:如上文所述推荐应用简单的前方外固定架固定骨盆。保持外固定针6～8周;然后松开外固定架摄骨盆应力相以判断耻骨联合是否愈合及其稳定性。若已完全愈合则在此阶段去除外固定架。若未愈合则再应用外固定架固定4周。若不合并垂向移位则患者可很快恢复行走。②内固定:若患者合并内脏损伤而需进行经正中旁或耻骨上腹部横形半月状切口行手术时,应用4.5 mm钢板即可维持稳定性。这一步骤需在结束腹部手术后关腹之前进行。③髋人字石膏或骨盆吊带:开书样损伤患者亦可通过应用双腿内旋状态下的髋人字石膏或骨盆吊带来治疗。这2种方法较适用于儿童及青少年,可应用外固定架作为最终治疗方法来治疗。

(2)外侧挤压性骨折:外侧挤压性骨折一般较为稳定,故一般不需手术切开固定,而只应用于需要纠正复位不佳或纠正下肢不等长的情况。由于此型损伤常导致后方结构的压缩并保持一个相对稳定的骨盆,只有在患者的临床情况允许的情况下才能进行去压缩和复位。具体情况因患者的年龄,总体情况,半骨盆旋转的程度以及下肢长度变化的多少的不同而各不相同。对于年轻患者,下肢长度不等＞2.5 cm可作为外侧挤压型损伤复位的适应证。但是必须再次强调大部分外侧挤压性损伤可通过单纯卧床治疗而不需任何外固定或内固定治疗。如果由于上述原因而需要复位,则可通过用手或借助置入半骨盆内的外固定针使半骨盆外旋来完成。通过安装在连接杆上的把手施与外旋外力,可使桶柄状骨折通过向外侧和后方的去旋转而使后方结构去压缩,从而使骨折得以复位。在一些情况下无法获得满意复位,医师必须决定是否需要选择切开复位这个唯一可选择的手段。

如果在外固定针的帮助下获得复位,则应该在复位后应用一个简单的直方形前方外固定架来维持半骨盆的外旋位置。

内固定方法极少用于治疗外侧挤压样损伤,但在骨折突入会阴部(尤其见于女性)的非典型类型的情况下除外。在此特殊情况下,应用一个小的耻骨上腹部横形半月状切口即可实现上耻骨支的去旋转,并能通过应用带螺纹针而达到充分的固定。在稳定性损伤中此针可于6周后拔除。

注意:外侧挤压性损伤和垂直剪式不稳定损伤是应用骨盆吊带的禁忌证,因为该方法会导致进一步的骨折移位。

2.不稳定性骨折

应用简单的前方外固定架作为治疗不稳定剪式骨折的最终固定方法是不够的,因为患者行走时会再次移位。因此需要附加股骨髁上牵引和内固定。

(1)骨牵引加外固定:单纯的不稳定性剪式损伤可通过应用前方外固定架固定骨盆并附加股骨髁上牵引的方法治疗。通过临床回顾调查发现,对存在骶骨骨折、骶髂关节骨折脱位或髂骨骨折的患者应用此方法治疗效果好。即使发生骨折再移位也很微小且无临床意义。由于对后方骨盆结构采用内固定的治疗方法会导致很多并发症,所以此方法也适用于单纯骨盆创伤治疗。

牵引必须维持8~12周并应用前后位X线平片和入口相位X线片以及CT扫描来监测患者骨折恢复情况。这类患者需要更长时间的卧床以获得坚固的骨性愈合。

(2)切开复位内固定:对于不稳定性骨折,很多患者可通过外固定和牵引的方法得到安全而充分的治疗。骨盆后方内固定的方法在显示出明显适应证的情况下选择。从另一角度看,骨盆骨折多为高能量损伤,除四肢多发伤外往往合并内脏损伤。在急诊病情不稳定的情况下很难完成内固定手术,而病情稳定后因时间过长或腹部造瘘管的污染又很难实施二期手术。因此,骨盆骨折的内固定的前提是必须具备高素质、高水平的急救队伍。

骨盆骨折内固定治疗的优点:①解剖复位与坚固固定可维持良好的骨盆环稳定性,从而使多发创伤患者的无痛护理更容易进行;②现代内固定技术(尤其是加压技术)应用于骨盆大面积松质骨面上可帮助防止畸形愈合和不愈合。

骨盆骨折内固定治疗的缺点如下。①压塞作用丧失和大出血可能:骨盆创伤常伤及臀上动脉(也可能在手术探查时再次损伤),但由于动脉内血凝块形成而未被发现。由于此类患者需大量输血,因此术后第 5 天至第 10 天时会出现凝血机制缺陷。术中探查骨折时若再次伤及此动脉,会导致大出血。②急性创伤期采用后侧切口常导致皮肤坏死高发生率,尽管未采取后侧切口,亦在很多严重的垂直剪式不稳定性损伤患者中发现皮肤坏死。主要因为手术中将臀大肌由其附着点上剥离,破坏了皮肤下方筋膜等营养皮肤的组织。尽管采取精细的手术操作,供给患者充足的营养以及术前应用抗生素,皮肤坏死的发生率仍很高。③神经损伤:固定骶髂关节的螺钉可能误入骶孔造成神经损伤。因此,后方跨越骶髂关节的螺钉的置入一定要十分精确,以防此类并发症的出现。

前方内固定适应证。①耻骨联合分离:如果一个合并耻骨联合损伤的患者先由普外科、泌尿科或创伤科医师进行了腹腔镜手术或膀胱探查术,此时再应用钢板固定已复位的耻骨联合将大大简化处理过程。对于稳定的开书样骨折,在耻骨联合上方平面应用短 2 孔或 4 孔钢板固定即可获得稳定。如果耻骨联合损伤是不稳定性骨盆骨折的一个组成部分,需双钢板固定以避免垂向与矢状面上移位,若与外固定架固定结合可保持骨折的稳定性。但是在有粪便污染或有耻骨联合上管置入的情况下不宜应用钢板固定,而采取外固定。②会阴区有移位骨折:对于在外侧挤压性损伤的非典型类型中那些上耻骨支旋转经耻骨联合进入会阴区的损伤,经一个局限的耻骨上腹部横形半月状切口进入将骨折块去旋转复位并用带螺纹固定针固定骨折直至骨折愈合。也可采用长 3.5 mm 系列螺钉从耻骨结节逆行向前柱方向固定,但操作要在透视下进行,以免螺钉进入关节。③合并前柱的髋臼骨折:如果合并髋臼前柱骨折或横形骨折合并耻骨联合破坏,骶髂关节脱位或髂骨骨折,则可采取髂腹股沟入路以固定骨折的各个组成部分。

后方骨折内固定适应证。①后骶髂结构复位不良:有时对后方骶髂结构(尤其是单纯骶髂关节脱位的患者)的闭合复位不能达到满意而常会导致后期慢性骶髂关节疼痛。但是部分骨折特殊无法闭合复位,因此需要切开复位。②多发创伤:现代外科治疗要求对多发创伤患者的护理在直立体位进行以便改善肺部通气。如果骨盆骨折的不稳定性使之无法满足此要求,切开复位可作为创伤后处理的辅助治疗手段。由于应用前方外固定架固定骨盆可以在最初的几天满足直立体位护理的要求,此适应证应为相对性而并非绝对性。③开放的后方骨盆骨折:对于那些后骶髂结构破坏并且后方皮肤由内向外撕裂的少见损伤类型,适用于其他开放性骨折的处理方法亦在此适用。对于存在开放伤口的损伤,医师应选择时机固定后方结构。如果伤口位于会阴区,则是所有类型内固定的禁忌证。必须仔细检查直肠和阴道有无皮肤裂伤以排除潜在的开放骨盆骨折。涉及会阴区的开放骨盆骨折是非常危险的损伤并且死亡率很高。开放骨盆骨折的治疗应包括彻底仔细的清创以及开放伤口换药。骨折应首先应用外固定架固定，实施结肠造瘘、膀胱造口以进行肠道、膀胱分流。④骨盆骨折合并后柱的髋臼骨折：切开复位固定骨盆后方结构及髋臼对于一部分骨盆骨折合并横形或后方髋臼骨折。只有在骨盆骨折复位后才能将髋臼骨折解剖复位。⑤手术时机：患者的一般情况改善后，即伤后第 5 天与第 7 天之间予行骨盆切开复位。在这个初始阶段应用外固定架来维持骨盆的相对稳定性。若已经进行了腹腔镜手术或膀胱探查术而显露了耻骨联合；此时应进行一期内固定。另外，在骨盆骨折合并股动脉损伤需要进行修补的少见病例，骨科医师应与血管科医师协作仔细商讨切口的选择使之能在修补血管的同时亦能进行前方耻骨支的固定。⑥抗生素应用：术前静脉注射头孢菌素并持续 48 小时或根据需要持续更长时间。

（3）内固定物的应用，包括钢板、螺钉、器械。①钢板：普通钢板很难被预弯成满足骨折固定所需的各个方向上的形态，推荐 3.5 mm 和 4.5 mm 的重建钢板进行骨盆骨折固定。这种钢板可在 2 个平面上塑型并且是最常用的。对大多数女性和体格较小的男性应用 3.5 mm 钢板，对体格较大的男性应用 4.5 mm 钢板。对于前柱骨折可应用预定形重建钢板。②螺钉：与 2 种型号的标准拉力螺钉（4.0 mm 和 6.5 mm）一样，3.5 mm 和 6.5 mm 全螺纹松质骨螺钉亦是骨盆骨折固定系统的基本组成部分。骨折固定过程中还需要超过 120 mm 的特长螺钉。③器械：手术中最困难的部分就是骨盆骨折块的复位，因此需要特殊的骨盆固定钳，如骨折复位巾钳和作用于两螺钉间的骨折复位巾钳，以及其他特殊类型的骨盆复位巾钳。可弯曲电钻和丝攻以及万向螺丝刀在骨盆骨折切开复位内固定手术中也是必须器械。这些器械扩大了操作范围，尤其对肥胖患者进行耻骨联合作前方固定时。需要强调的是如果没有骨盆骨折内固定的特殊器械，手术必须慎重。

（4）前方骨盆固定，包括耻骨联合固定、耻骨支骨折固定。

1）耻骨联合固定。①手术入路：如果已进行了经正中线或旁正中线切口的腹部手术，则可简单地通过此切口对耻骨联合进行固定。如果在进行耻骨联合固定手术之前未进行其他手术，采用耻骨上腹部横形半月状切口可得到良好的显露。在急诊病例中腹直肌常被撕脱而很容易分离。医师必须保持在骨骼平面上进行操作以避免损伤膀胱及输尿管。②复位：急诊病例的耻骨联合复位常较容易。应显露闭孔内侧面而后将复位钳插入闭孔内以达到解剖复位。夹紧复位钳时要小心避免将膀胱或输尿管卡在耻骨联合间。③内固定：对于稳定的开书样骨折，在耻骨联合上方平面应用两孔或四孔 3.5 mm 或 4.5 mm 的重建钢板即可得到良好的稳定性，不需应用外固定架。

对于耻骨联合损伤合并不稳定性骨盆损伤推荐应用双钢板固定技术。通常用4.5 mm的2孔钢板置于耻骨联合上方平面，在靠近耻骨联合两侧用 2 个 6.5 mm松质骨螺钉固定耻骨联合。为防止垂向移位的发生，常在耻骨联合前方应用钢板（在女性应用 3.5 mm 重建钢板，在男性应用 4.5 mm 重建钢板）以及相应的螺钉固定增强稳定性。保持这个前方的张力带，当夹紧复位钳时外旋半骨盆可使原先应用的前方外固定架对后方结构产生加压作用。由此可获得良好的稳定性并使患者能够采取直立体位。

2）耻骨支骨折：尽管存在技术上的可行性，但不提倡对耻骨支骨折的直接固定。如果骨折位于外侧，固定此骨折常需采用双侧髂腹股沟入路进行分离显露。当耻骨支骨折合并了后方骨盆损伤采用后侧入路更为恰当，固定此部位骨折的水平要比前方固定的水平高。因此在这种情况下很少进行耻骨支骨折的固定。

（5）后方骨盆固定：后骶髂结构可通过经骶髂关节前方或后方的入路得以显露。部分髂骨骨折和骶骨压缩采用后侧入路进行固定。

（6）前方固定骶髂关节：手术入路由髂嵴后部至髂前上棘上方作一长切口。显露髂嵴后沿骨膜向后剥离髂肌以显露包括骶骨翼在内的骶髂关节。若要进行进一步的显露，可将切口沿髋关节手术的髂股切口或髋关节前侧入路切口扩展，为保护坐骨神经必须清晰地显露坐骨大切迹。L_5 神经根由 L_5 和 S_1 之间的椎间孔内穿出并跨越 $L_5 \sim S_1$ 间盘到达骶骨翼，与由 S_1 椎间孔穿出的 S_1 神经根汇合。手术过程中易伤及这些神经，因此在应用复位巾钳或骶骨部分所用钢板超过两孔时要特别小心。由于此部位十分靠近神经因此该手术方法不适于骶骨骨折，而只适用于治疗骶髂关节脱位或髂骨骨折。复位难度大，可在纵轴方向上牵引以及用复位巾钳夹住髂前上棘而将髂骨拉向前方的帮助下进行，另在坐骨大切迹处由前方检查复位情况。应用 2 孔或 3 孔 4.5 mm 钢板及 6.5 mm 全螺纹松质骨螺钉固定即可获得良好的稳定性。轻度的钢板过度塑形会对复位有帮助，因为外侧螺钉的紧张有使髂骨向前复位的趋势。在耻骨联合未做内固定时可应用直方形外固定架作为后方结构固定的辅助。手术完成后关闭伤口时作引流。

如果患者较年轻且骨折固定的稳定性良好，则可采取直立体位，但在骨折愈合之前避免负重，大约需观察6周时间。

(7)后方固定骶髂关节:如前所述,骶髂关节的后侧入路较为安全、直观,但易出现伤口皮肤坏死及神经损伤等并发症,因此在操作时应十分小心。本手术指征包括未复位的骶骨压缩,骶髂关节脱位和骨折脱位。

手术入路:在髂后上棘外侧跨越臀大肌肌腹作纵向切口。医师在选择切口时应避开骨骼的皮下边缘,尤其是在这个区域。经切口显露髂后上棘及髂嵴区。由于常存在臀大肌撕脱,要沿骨膜下剥离显露臀上切迹,以保护经此切迹穿出的坐骨神经。在不稳定性骨折中应用此切口时可用手指经此切迹探查骶骨前部。只有通过此方法才能证实是否获得解剖复位。C 形臂机的作用非常重要,尤其对使用跨骶髂关节螺钉时和避免螺钉误入骶孔方面帮助很大。

(8)髂骨骨折:髂骨后部骨折或骶髂关节的骨折脱位适于应用切开复位一期内固定的标准手术操作,即在骨折块间使用拉力螺钉固定后再应用作为中和钢板的 4.5 mm 或 3.5 mm 的重建钢板固定骨折。通常应用 2 块钢板固定以防止发生移位。

(9)骶髂关节脱位:应用螺钉作跨越骶髂关节的固定可获得可靠的固定。螺钉可单独使用亦可经过充当垫片作用的小钢板使用(尤其适用于老年患者)。应用螺钉固定骨折的操作必须十分精细,否则会因误入脊髓腔或 S_1 孔而损伤马尾神经。此方法应在 C 形臂机两平面成像的辅助下进行。

上方的螺钉应置入骶骨翼内并进入 S_1 椎体内。先用 1 根 2 mm 克氏针暂时固定并在 C 形臂机下检查复位情况。当需要做跨越骶髂关节的固定时应使用 6.5 mm 松质骨拉力螺钉固定。

对于骶髂关节脱位,螺钉长度 40~45 mm 即可。但对于骶骨骨折或骶骨骨折不愈合来说,螺钉长度必须足以跨越骨折线并进入 S_1 椎体。在这种情况下必须应用 60~70 mm 的长螺钉,因此螺钉的位置变得至关重要。术者必须将手指跨越髂骨顶部并置于骶骨翼上作为指导,电钻和导针的方向、位置必须在 C 形臂机透视下得以明确。

第 2 枚螺钉在 C 形臂机指导下应在 S_1 孔远端置入。为避免损伤孔内的神经结构,尽管因骨质较薄而致操作极为困难,但这枚螺钉仍需置于 S_1 孔远端。此孔可通过 C 形臂机下显影或可因后方结构破坏和解剖显露而能直接观察到。常用的方法是近端 2 枚螺钉远端 1 枚螺钉。

(10)骶骨压缩骶骨棒固定:对于急性骶骨压缩需要经后侧入路行切开复位时,应用骶骨棒可获得既安全又充分的固定。由于固定物并不穿越骶骨而不会导致神经结构的损伤。应用 2 根骶骨棒固定后方结构可维持良好的稳定性。附加应用前方外固定架会使固定更充分。

切口的选择如上文所述在髂后上棘的外侧。显露一侧后嵴后在其上钻滑动孔,将带螺纹的骶骨棒穿入直至抵到对侧髂后上棘。利用骶骨棒的尖端插入后嵴直至透过髂嵴外板。安装好垫圈和螺帽后将骶骨棒尾部齐螺帽切断。在远端置入第2根骶骨棒。此方法的绝对禁忌证是髂后上棘区域存在骨折。若不存在此损伤,则通过固定可对骶骨压缩产生加压作用而无损伤神经结构的危险。对于需要治疗的骶骨压缩推荐应用此方法。

双侧骶髂关节损伤:对于双侧骶髂关节损伤不能应用骶骨棒固定,除非用螺钉固定至少一侧骶髂关节以防止后方移位的发生。

五、术后处理

术后处理完全依骨质情况和骨折固定情况而定。假如骨质良好并且骨折固定稳定,在双拐帮助下行走是可能的。但术后一定时期的牵引能防止晚期骨折移位的发生。

骨折不愈合、畸形愈合及骨盆骨折不愈合并不罕见,发生率约为3%,因此对这一难题运用一定时期的牵引来处理可能是有效的。医师在治疗骨折不愈合之前尤其是那些骨折复位不良的患者,应熟悉处理方法。处理这些复杂的问题需要因人而异,而且应认真制定术前方案。纠正垂向移位可能需要行后方髂骨截骨术。若所需矫正的畸形很大(超过2.5 cm),可分步进行。第一步治疗包括清理不愈合的骨折端及前方或后方的矫正性截骨。而后予患者14～18 kg的股骨髁上重力牵引。在患者清醒的状态下运用放射学方法监测矫正进程及有无坐骨神经损伤的问题。在第一次手术后的2～3周行第二次手术固定骨盆。

还可采用一次手术三阶段方法治疗骨折畸形愈合。首先仰卧位松解骨盆前环的耻骨联合,然后俯卧位使骶髂关节复位固定,再使患者仰卧位固定耻骨联合,从而达到较好的效果。

骨盆骨折是一种死亡率很高的严重损伤。早期处理按多发创伤的处理原则进行。此损伤的并发症很多,如大出血,空腔脏器破裂,尤其是膀胱、输尿管和小肠,以及会阴区的开放伤口。在损伤处理的过程中不应抛开肌肉骨骼系统损伤的处理,而应与其他损伤的处理同时进行。创伤科或骨科医师应认真制定包括骨盆骨折固定在内的早期治疗计划。了解各种类型的骨盆骨折是作出合理决定的基础。

骨折外固定在不稳定性骨盆骨折治疗中作为临时固定的方法是挽救生命的

重要手段。外固定亦可作为稳定的开书样骨折(前后方向挤压)和外侧挤压损伤中需要通过外旋复位的骨折类型的最终固定方法,并可与股骨髁上牵引或切开复位内固定联合应用。

大多数骨盆骨折应用简单牵引的方法即可得到良好的结果,但是的确存在经前侧或后侧入路对前方的耻骨联合及后方的骶髂关节结构应用内固定的适应证,对于骶髂关节脱位和髂骨骨折可采用前侧入路显露骶髂关节,而对髂骨骨折和其他一些骶髂关节的骨折脱位采用后侧入路。

第二节　尾骨骨折

尾骨骨折常发生于滑倒臀部着地或坐位跌下时,在临床上以女性为多见,往往因为忽视治疗而遗留长时间的尾痛症。尾骨在人类的发生学上是一个退化的骨头,在婴幼儿时期尾骨由4～5块骨组成,后随发育最后融合成一块尾骨,也可能为3节。尾骨在坐位时并不负重,而是由坐骨结节负重,尾骨上端为底、较宽,有卵圆形的关节面和骶骨相关节,其间有纤维软骨盘,尾骨后上部的凹陷和骶骨相连的部分为骶尾间隙。在关节面的后部有一个尾骨角,相当于第1尾骨的椎弓和上关节突,尾骨的侧缘是韧带和肌肉的附着处。尾骨的形状可以有很多的变异,长短不一,两侧可以不对称,其屈度可以前弯,可以侧屈,尾骨的各节可以成角。尾骨尖一般为圆形,可以呈分歧状,尾骨可以改变骨盆出口的形状,在妇女分娩的时候有重要意义。骶尾关节可以发生融合,而使尾骨和骶骨愈合成一块骨骼。

一、病因病理

多由于不慎跌倒时,臀部着地,尾骨尖直接撞击于坚硬的物体,致使尾骨骨折或是脱位,并由于提肛肌和尾骨肌的牵拉作用,使骨折端向前方或是侧方移位。

二、临床表现与诊断

有明显的外伤史,伤后局部的疼痛剧烈,尤其是坐位时疼痛加重,由于臀大肌的部分纤维附着于尾骨上,故患者在坐位、站位或者是在行走、跨台阶时,由于肌肉的牵拉而出现疼痛加重。检查时局部有明显的压痛,但是肿胀不明显,肛诊时可以触及尾骨的前后错动。尾骨骨折脱位后,由于附着于其上的提肛肌、尾骨肌和肛门外括约肌以及韧带的张力发生变化,患者往往出现肛门的坠胀感,里急后重等症状。X线片可以确诊,侧位片可以看到尾骨向前移,正位片上可以见到尾骨的远端向侧方移位。

三、治疗

(一)非手术疗法

1.中药治疗

早期可以内服七厘散、元胡伤痛宁等消肿止痛药物,中后期可以口服接骨丹,配合外敷膏药。

2.手法复位

对于骨折无移位或是有移位但是没有肛门坠胀感和大便异常者,不作特殊的处理,仅需卧床1～2周,坐位时可以用气垫保护;对于移位较多而且伴有肛门坠胀和大便次数改变者,要用肛内手法复位胶布固定。

具体方法:患者取胸膝位或者是侧卧位,医师戴手套,一手的示指或中指插入肛门,抵住骨折或是脱位的远端向后顶挤,另一手用示指和拇指向前挤按骨折或是脱位的近端,双手协作配合,即可复位。复位后可以用宽2～3 cm,长20～30 cm的胶布,一端从中间劈开,劈至离另一端约10 cm左右,将未劈开的一端固定于尾骨尖和骶骨部,劈开的两条分别向后外上方绕过臀部拉向双侧髂前上棘加以固定,固定后患者休息2～3周,避免骶尾部的直接坐位,疼痛缓解后应用舒筋活血中药坐浴熏洗。少数患者日后可遗留顽固的尾痛症,可用醋酸泼尼龙25 mg,加透明质酸酶1 500 U及适量利多卡因行局部封闭,也可以行骶管封闭,每周1次,3～4次为1个疗程。

(二)手术疗法

病情严重者可以采取尾骨切除术。患者俯卧位,骶尾处的纵行或是"人"字形切口,注意显露骶尾韧带并切断,用骨膜剥离器剥离尾骨,用长钳持住,取出尾骨。术中注意保护肛门周围的括约肌和它的支配神经不受损伤。

四、并发症

尾骨骨折的主要并发症是直肠的损伤,患者往往有会阴部的坠胀感,肛门指诊可见到手套的血迹及饱满感,应采取直肠修补和造瘘,以防并发弥漫性腹膜炎,引起中毒性休克。

第三节　骶尾关节脱位

骶尾关节由骶骨尖与尾骨底组成微动关节,其间有甚薄的椎间盘。骶尾关节前侧有前纵韧带,各附着于骶骨和尾骨盆面,骶骨后韧带为脊柱后纵韧带和棘上、棘间韧带及骶棘肌筋膜延续部分,位于两侧的骶尾韧带,相当于横突间韧带,骶尾角之间还有骨间韧带相连。

骶尾关节通常有轻微的屈伸活动,其活动度取决于肛提肌的紧张与松弛,有部分正常人也可由于骶尾关节骨性融合而不活动。临床上骶尾关节脱位常见于女性。单纯脱位较少,常合并骶尾交界处的骨折脱位。

一、病因病理

骶尾关节脱位与直接暴力、产伤有密切关系。

（一）直接暴力

滑倒仰坐摔伤,尾骶部直接撞击坚硬的地面或硬物,引起骶尾关节脱位。如摔坐楼梯台阶边沿,椅凳角上,尾骨往往因受背侧暴力的作用和肛提肌、尾骨肌的收缩而向前脱位。如伴有侧向暴力时,可合并侧方脱位。有的暴力来自尾尖垂直方向,可发生后脱位或骨折脱位。

（二）产伤

胎儿大、育龄高、产程长,可引起骶尾关节脱位。胎儿过大、胎头径线大、过熟,颅骨较硬头不易变形,形成相对头盆不相称,兼有育龄高、韧带松弛退变、激素分泌异常、韧带松弛弹性变差,加之产程长,造成分娩时韧带撕裂,发生骶尾关节后脱位。

二、分类

按脱位的时间分为新鲜脱位和陈旧性脱位;按尾骨脱位的方向可分为前脱位、后脱位和侧方脱位,其中前脱位较多见。

三、诊断

患者有滑倒仰坐摔伤史或产伤史。患者骶尾部疼痛,不能坐位,常以半侧臀部坐在椅凳上,弯腰下蹲等活动受限,甚则疼痛。骶尾部局部软组织肿胀,皮下瘀血及压痛明显。骶尾交界区有台阶样感,或凹陷感。按压尾骨尖时,骶尾区存在疼痛性异常活动。肛诊时前脱位可触及骶尾前侧有凸起,压痛。后脱位可触及尾骨向后凹陷,压痛。X线侧位片可显示尾骨向前脱位,或向后脱位,或骨折脱位。正位片可能显示有侧向移位。

四、治疗

(一)复位方法

1.肛内复位法

患者侧卧位屈膝屈髋,或胸膝位,在局部麻醉或不需麻醉下,术者戴手套,以示指或中指伸入肛门内,于骶尾前方触及高起的压痛区,施以向背后挤压力,与此同时,术者拇指抵于骶尾末端,作与中指或示指相对的推压力,使骶尾交界区变得光滑,且疼痛明显减轻或消失,即复位成功。此法适用于骶尾关节前脱位。

2.肛外复位法

患者术前准备同肛内复位法,术者戴手套,用拇指在尾骨后凸的压痛区,向前挤压脱位的尾骨,此时可感到有向前的滑动感,复位即成功。此法适用于骶尾关节后脱位。

3.过伸复位法

患者俯卧于床,双膝关节并拢尽量屈曲,术者位于患者左侧,左手按于骶骨尖处向下压,右手臂托持膝部和小腿向上搬提同时用力使髋关节向后过伸,连续3～5次。体质肥重者,可让一助手站在远端,双手握住患者双踝向上提拉双下肢,术者用拇指或手掌小鱼际向下按压骶骨尖处,使髋关节向后过伸,连续3～5次。术后让患者站立,做下蹲站起动作,如疼痛缓解,复位成功。1周后可用此方法再治疗1次。此法适用于骶尾关节前脱位,且不宜行肛内复位者。

(二)固定方法

复位后,可局部贴用膏药,并用宽胶布将两臀部靠拢贴牢,并嘱卧床休息2～3周。

(三)药物治疗

固定期间除局部贴用活血止痛膏外,在解除固定后,应用活血祛瘀中药熏洗或坐浴,如仍有疼痛,可配合局部封闭。

(四)其他疗法

对仍有移位但无症状,可不予以处理;如有顽固性尾痛症状,经保守治疗无效时,可考虑尾骨切除术。

第五章

下 肢 损 伤

第一节 股骨转子下骨折

股骨转子下骨折是发生于股骨小转子及其远端 5 cm 之内的骨折,属于较为常见的骨折,占所有髋部骨折的 10%～30%。应当引起注意的是该区域多发生病理性骨折,据统计 17%～35% 的转子下骨折是病理骨折。转子下骨折不同于邻近的转子间骨折,该区域内骨不连的发生率较高,其中的原因如下:①股骨转子下区是应力集中区,骨折极不稳定;②股骨转子下区主要由皮质骨构成,血供相对转子间区域少,骨折的愈合能力相对弱;③多为高能量损伤,周围软组织损伤严重;④选用切开复位及剥离显露内侧骨折块过多破坏断端血运。

一、转子下骨折损伤机制

(一)高能量损伤

如机动车事故、高处坠落伤。

(二)低能量损伤

如老年性骨质疏松跌倒所致骨折,病理性骨折。

(三)股骨颈骨折空心钉内固定术后骨折

由于空心钉直径 6.5～7.3 mm,3 枚螺钉削弱了股骨近端张力侧皮质的坚固性,容易造成股骨转子下区骨折,建议螺钉在股骨外侧皮质的位置不要超过股骨小转子水平。

二、转子下骨折分型

Seinsheimer 分型法较常用,根据大骨片的数量、骨折线的形状与位置,将骨折分为五种类型:Ⅰ型,无移位的骨折;Ⅱ型,两块骨折(a.横形骨折;b.螺旋形骨折,小转子与近侧断端相连;c.螺旋形骨折,小转子与远侧断端相连);Ⅲ型,3块螺旋形骨折(a.小转子形成一单独骨片;b.股骨近端形成一单独的蝶形骨片,但不包括小转子);Ⅳ型,粉碎性骨折,四块以上骨片者;Ⅴ型,转子下-转子间骨折,任何转子下骨折伸展到大转子者。

三、手术治疗

(一)手术适应证

(1)除儿童和全身状况不允许麻醉及手术的患者,应当选择手术治疗。

(2)非手术治疗采取屈髋90°的股骨髁上牵引。

(二)手术方案的选择和手术原则

股骨转子下骨折固定方法多样,根据不同的骨折类型选择合适的内固定物成为治疗效果的关键。

1.闭合复位髓内钉内固定

髓内钉是大转子区完整的 Seinsheimer 分型Ⅰ～Ⅳ型的股骨转子下骨折的首选固定方法。治疗中多采取长重建髓内钉,提供足够的把持力。

2.切开复位钢板螺钉内固定

动力髁螺钉(DCS)是 Seinsheimer 分型Ⅴ型或者既往该部位骨折固定失败患者的首选方案,在术中应至少保证2根或2根以上的皮质骨螺钉进入股骨距,可防止内收和旋转畸形。动力髋螺钉(DHS)因为不能提供足够的防旋能力,不适合股骨转子下骨折的治疗。

(三)手术技术

股骨转子下骨折闭合复位髓内钉内固定术。

1.体位及术前准备

侧卧位于可透视手术床或平卧于牵引床。前者需在术前测量健侧肢体长度,术中需仔细避免旋转畸形。后者术中不必过度牵引患肢,避免牵引造成骨折块进一步的移位。由于患肢远端固定,采取各种复位技巧操作近端骨折块向远端复位。术中通过透视方便比较患肢和健侧肢体的长度,容易纠正患肢的成角畸形。

2.手术入路

同股骨转子间骨折闭合复位髓内钉内固定部分。

3.骨折复位与内固定

(1)侧卧位复位技巧:此方法难点在于控制旋转,应透视调整纠正旋转畸形。首先透视膝关节,调整双髁后侧连线重叠,此后膝关节维持位置不再变动,旋转C形臂20°(或设计好的股骨颈前倾角),透视股骨近端,此时股骨颈和股骨干应在同一轴线上。

(2)平卧位复位技巧:患肢稍牵引,足极度内旋,以保持髌骨朝向正上方。近端对远端复位时,对于较小外展、屈曲移位,向内、向下压迫骨折近端,进行复位;近端外展畸形的骨折,可以用点状复位钳,沿大转子和股骨干方向临时固定,或者用一根顶棒自外向内顶推近端骨块复位;对于远端向内移位的骨折,可以在远端使用骨钩,同时近端配合顶棒进行复位。

(3)进针点与进针方向:恰当的进针点是获得和维持复位的关键,在正位上,进针点为梨状窝偏外;在侧位上,进针点位于前1/3和中1/3交界水平。不恰当的进针点的位置和方向会导致骨折复位后的再次移位。

(4)开口与扩髓:仰卧位扩髓时,应注意使用套筒把持软钻的方向,保护外后侧皮质,避免偏向外后侧导致进针方向改变从而引起内翻。

(5)远端锁钉植入:无法使用导向器时,可应用"满圆"技术,在透视下锁钉远端螺钉。调整C形臂机的投照角度,使锁定孔成为正圆。保证钻头尖端在锁定圆孔中央,并使得钻头同锁定孔在同一轴线上,使钻的边缘正好套在锁定孔内,或者正好将其充满。

4.术后处理

理论上重建钉的设计允许术后即可负重,但临床中年龄较大、骨质疏松、粉碎性骨折不稳定的患者,可以适当延期负重。另,要早期进行关节功能锻炼。

(四)总结

(1)关于闭合复位髓内钉内固定的扩髓过程中的技术误区:①偏心扩髓,可以导致一部分骨皮质的薄弱,从而影响愈合,甚至导致疲劳骨折;②转速慢导致扩髓钻卡住,如果扩髓钻卡住,应由有经验的医师取出,因为扩髓钻头在髓腔内断裂是严重的并发症;③过度扩髓导致热坏死,对于股骨干中部髓腔狭窄的患者(9 mm或以下),应当避免过度扩髓,否则可能导致髓腔内细胞的过热坏死;④脂肪栓塞,扩髓时应慢慢插入扩髓钻,并且在每次扩髓之间停留足够的时间,保证髓腔内压力回复正常。

(2)钢板螺钉固定理念:①对于简单的骨折可以采取加压钢板或者拉力螺钉

在骨块间加压,获得绝对稳定;或者应用桥接钢板长板少钉的固定方法,获得相对稳定。②对于粉碎性骨折可以采取桥接钢板,近端、远端螺钉相距较远,获得相对稳定。

(3)注意对内侧骨块的血运保护。

(五)手术并发症及其防治

1.股骨转子下骨折术后内翻畸形

术中可以在正位透视中观察大转子顶点和股骨头中心的关系,二者在一条水平线上时颈干角呈130°左右,如果大转子顶点明显高于股骨头中心,则提示存在内翻畸形;在获得良好的复位之前,不要开始扩髓,否则将难以重新复位和固定。

2.骨不连

对于转子下骨折,在进行有限切开髓内固定或髓外固定时,应注意避免破坏内侧血运,以免内侧骨块坏死吸收从而引起吊臂样改变,造成骨不连和内固定失败。另外,由于术中过度牵引导致骨折断端分离,应该在锁入远端静力锁钉前松开牵引,或者使用动力锁定;如果术后发现股骨近端与股骨干间隙过大,可以在术后6周将远端锁定螺钉由压力变为动力化。

第二节 股骨髁上骨折

发生在腓肠肌起点以上 4 cm 范围内的股骨骨折称为股骨髁上骨折。直接或间接暴力均可造成,另膝关节强直而骨质疏松者,由于膝部杠杆作用增加,也易发生此骨折。

一、病因

本类骨折主要为强大的直接暴力所致,如汽车冲撞、压砸、重物打击和火器伤等。其次为间接暴力所致,如自高处落地、扭转性外力等。好发于 20～40 岁青壮年人。

直接暴力所致骨折多为粉碎性或短斜骨折,而横断骨折较少;间接暴力所致骨折,则以斜行或螺旋形骨折为多见。

二、分型

股骨髁上骨折可分为屈曲型和伸直型,而屈曲型较多见。①屈曲型骨折的骨折线呈横形或短斜面形,骨折线从前下斜向后上,其远折端因受腓肠肌牵拉及关节囊紧缩,向后移位,有刺伤腘动、静脉的可能。近折端向前下可刺伤髌上囊及前面的皮肤。②伸直型骨折也分为横断及斜行两种,其斜面骨折线与屈曲型者相反,从后下至前上,远折端在前,近折端在后重叠移位。此种骨折患者,如腘窝有血肿和足背动脉减弱或消失,应考虑有腘动脉损伤。其损伤一旦发生,则腘窝部短时间进行性肿胀,张力极大,伤处质硬,小腿下 1/3 及以下肢体发凉呈缺血状态,感觉缺失,足背动脉搏动消失。发现此种情况,应提高警惕,宜及早手术探查。如骨折线为横断者,远折端常合并小块粉碎性骨折,间接暴力则为长斜行或螺旋形骨折,儿童患者较多见。

三、临床表现与诊断

(一)外伤史

伤者常有明确的外伤史,直接打击或扭转性外力造成,而间接暴力多由高处跌地,足部或膝部着地所造成。

(二)肿痛

伤肢由于遭受强大暴力,致使骨折周围软组织损伤也很严重,因此肢体肿胀明显且存在剧烈疼痛。

(三)畸形

伤肢短缩,远折端向后旋转,成角畸形。即使畸形不明显,也存在明显的局部肿胀、压痛及功能障碍。

(四)失血与休克

股骨髁上骨折合并股骨下 1/3 骨折的出血量可达 1 000 mL 以上,如为开放性骨折则出血量更大。刚入院的患者常有早期休克的表现,如精神紧张、面色苍白、口干、肢体发凉、血压轻度增高、脉搏稍快等。在转运过程中处理不当及疼痛,均可加重休克。

(五)腘动脉损伤

股骨髁上骨折及股骨干下 1/3 骨折,两者凡向后移位的骨折端均可能损伤到腘动脉,腘窝部可迅速肿胀,张力加大。若为腘动脉挫伤,血栓形成,则不一定有进行性肿胀。腘动脉损伤可有小腿前侧麻木和疼痛症状,其下 1/3 以下肢体发凉,感觉障碍,足趾及踝关节不能运动,足背动脉搏动消失。所有腘动脉损伤患者都有足背动脉搏动消失这一特点,因此在骨折复位后搏动仍不恢复者,即使患肢远端无发凉、苍白、发绀、感觉障碍等情况,亦应立即行腘血管探查术。若闭合复位后仍无足背动脉搏动恢复者,是危险的信号。如腘动脉血栓形成,产生症状有时较慢而不典型,开始时足背动脉搏动减弱,逐渐消失,容易误诊,延误手术时机。

(六)合并伤

注意患者的全身检查,特别是致命的重要脏器损伤者,在休克时腹部外伤症状常不明显,必须随时观察、反复检查,必要时行腹腔穿刺,以免遗漏。此外车祸、矿井下事故的患者,常为多发性损伤,应注意检查。

(七)X 线摄片

对无休克的患者,首先拍 X 线片,以了解骨折的类型,便于立即做紧急处理。如有休克,需待缓解后,再行拍摄 X 线片。

四、鉴别诊断

(一)股骨下端急性骨髓炎

发病特点:急骤、高热、寒战、脉快,大腿下端肿痛,关节功能障碍。早期局部穿刺可能有深部脓肿,发病后 7～10 天拍 X 线片,可见有骨质破坏,诊断明确。

(二)股骨下端病理骨折

股骨下端为好发骨肿瘤的部位,如骨巨细胞瘤、骨肉瘤等。患者有股骨下端慢性进行性肿胀史,伴有疼痛迁延时间较长,进行性加重症状,轻微的外伤可造成骨折,拍摄 X 线片可明确诊断。

五、治疗

股骨髁上骨折治疗方法颇多,根据骨折类型选择治疗方案如下。

(一)石膏及小夹板固定

适用于无移位的股骨髁上骨折及合并股骨干下 1/3 骨折的成年患者。儿童青枝骨折,可行石膏固定或用四块夹板固定,先在股骨下端放好衬垫,再用4根布带绑扎固定夹板,一般固定 6～8 周后去除,练习活动,功能恢复满意。

1.优点

此法无手术痛苦及并发症,治疗费用低,可在门诊治疗。

2.缺点

(1)仅适用于无移位骨折及裂纹或青枝骨折。

(2)膝关节功能受限,需固定一段时间恢复。

(3)可出现压疮,甚则出现腓总神经损伤。

(二)骨牵引加超膝关节小夹板固定

此法适用于移位的髁上骨折。屈曲型在手法整复后,行髁上斯氏针骨牵引,膝屈至100°的位置上,置于托马架或布朗架上,使腓肠肌松弛,达到复位,然后外加超膝关节小夹板固定。

伸直型可采用胫骨结节牵引,牵引姿势、位置同上。在牵引情况下,远折段向相反方向整复,即可复位。如牵引后仍不复位,可在硬膜外阻滞麻醉下行手法整复,复位时勿使用暴力,以免损伤腘动静脉,若骨折尖端刺在软组织内,可用撬拨法复位后,外加小夹板固定。屈膝牵引4～6周,牵引期内膝关节不断地进行功能练习,牵引解除后,仍用夹板或石膏托固定,直至骨折临床愈合。牵引复位时间在1～7天内,宜用床边X线机观察。

1.优点

此法优点在于经济、安全,愈合率高。配合早期功能锻炼,可减少并发症。

2.缺点

患者卧床时间较长,有时需反复床边透视、复位及调整夹板或压垫,不愈合者少见,但畸形愈合者常见。如有软组织嵌入骨折端,则不易愈合。横断骨折若过度牵引导致骨折端分离,则愈合延迟。开放性股骨髁上骨折合并腘动脉、腓总神经等损伤则不宜牵引,需行手术治疗,以免加重血管、神经的损伤。

(三)股骨髁上骨折撑开器固定

本法适用于股骨髁上骨折而无血管损伤者,且远折段较短,不适宜内固定的患者。在硬膜外阻滞麻醉下,采用斯氏针,分别在股骨髁及股骨近折段各横穿一斯氏针,两针平行,在针的两侧各安装一个撑开器,然后在透视下手法整复,并调整撑开器的长度,待复位后,采用前后石膏托固定于屈膝位。如骨折处较稳定,可将撑开器转而为加压,使骨折处更为稳定牢固。固定4～6周后拔针,继续石膏固定,直至骨折愈合。若手法整复失败,可考虑切开复位,从股骨下端外侧纵切开,直至骨折端,避开腘血管,整复骨折后,仍在骨折的上、下段穿针,外用撑开器,缝合伤口。

1.优点

(1)因髁上骨折的远折段甚短,无法内固定,本法使用撑开器代替牵引,患者可较自由的在床上起坐活动,避免了牵引之苦。

(2)局部固定使膝关节能早期锻炼,可避免了关节僵直。

2.缺点

(1)此法为单平面固定,不能有效防止旋转,需要辅以外固定的夹板或石膏。

(2)可能发生针眼或关节腔感染。

(四)切开复位内固定

股骨髁上骨折的治疗主要有两个问题:①骨折复位不良时,因其邻近膝关节,易发生膝内翻或外翻或过伸等畸形;②膝上股四头肌与股骨间的滑动装置,易因骨折出血而粘连,使膝关节伸屈活动障碍,尤以选用前外侧切口放置内固定物、术后石膏固定者为严重,因此切开复位内固定的要求应当是选用后外侧切口;内固定物坚强并放置于股外侧,术后可不用外固定,尽早练习膝关节活动。

1.槽形角状钢板内固定

本法适用于各型移位骨折。

(1)方法:患者平卧位,大腿下 1/3 后外侧切口,其远端拐向胫骨结节的外侧。切开髂胫束,在股外侧肌后缘,股外侧肌间隔前方进入。将股外侧肌拉向前,显露股骨髁上骨折及其股骨外髁部,如需要可切开膝外侧扩张部及关节囊,根据标准 X 线片确定在外髁上与股骨干成直线的槽形角状钢板打入点。先用 4 mm钻头钻孔,再用 1.5 cm×0.2 cm 薄平凿深入扩大,注意使凿进洞方向与膝关节面平行,将备好的槽形角状钢板的钉部沿骨孔扣入。然后将骨折复位,用骨折固定器固定骨折及钢板的侧部(长臂)。在骨折线远侧的钢板上拧入 1~2 枚长螺丝钉,在骨折近端拧入 3~5 枚螺丝钉,反复冲洗切口,逐层缝合,包扎。

(2)优点:角状钢板固定股骨髁上骨折或髁间骨折,与直加压钢板固定的生物力学完全不同。直钢板固定者,骨折移位的应力首先加于螺丝钉上,骨折两端的任何折弯力、扭曲力,都使钢板上的螺丝钉向外脱出,钢板折弯,内固定失败。角状钢板则不然,一骨折远端的负重力扭曲折弯力,首先加于角状钢板的髁钉,再通过角部,传达到侧部;钢板将应力分散传递至多枚螺丝钉上,由于应力分散,而钢板及每一螺丝钉所承受的应力较小。股骨髁上骨折的变形,受肌肉牵拉易发生外弓及后弓。负载力及折弯力均使钢板角部的角度变小,使侧部更贴紧骨皮质,不会将螺丝拔出,因而固定牢固,不需外固定,满足了临床膝活动的需要。

(3)缺点:①操作技术要求高,要求钢板钉部与膝关节面平行,同时长臂也要在股骨干轴线上。否则,内固定失败。②角部为应力集中点易出现断裂。③安装不当或金属疲劳易出现膝内翻畸形。④不宜过早负重。

2.股骨下端内及外侧双钢板固定

(1)适应证:本法适用于股骨髁上骨折其远折段较长者,远折段至少要有固定 2 枚螺丝的长度,才能应用。如远折段过短采用撑开器固定法。

(2)体位:患者侧卧 45°位于手术台上伤肢下方置搁腿架,取股骨下端外侧切口时较为方便。若做股骨下端内侧切口,则需将大腿外旋,并调整手术台的倾斜度,暴露清楚。如合并腘动脉损伤需做探查术,可将患者侧卧 45°的位置改变为 90°的侧卧位,腘窝便可充分暴露。

(3)手术方法:切口在股骨下端后外侧,做一纵向切口,长约14 cm,待进入骨折端后,再做内侧切口,是从股骨内收肌结节处向上沿股内侧肌的后缘延长,约 12 cm。从外侧切口开始,切开阔筋膜,经股外侧肌与股二头肌之间进入骨折端,注意避开股骨后侧的腘动、静脉,并妥加保护,防止误伤。内侧切口在股内侧肌后缘分离进入骨折端,骨膜勿过多的剥离。整复骨折后取长 12 cm 以上的 6～8 孔普通接骨钢板两块,弯成弧形,或取两块髁部解剖钢板,使与股骨下端的弧度相适应,将钢板置于股骨下端的内、外侧,两侧钢板的最下一孔,相当于股骨髁部,由外向内横钻一孔,取 70～75 mm 的骨栓先行安装固定,然后检查双侧钢板弧度是否与股骨密贴,并加以调整。双侧钢板的最上孔不在同一平面上,因为外侧钢板较直,内侧钢板较弯,所以由外向内钻孔时略斜,即内侧稍低,最好以40～45 mm 的短骨栓固定牢固。其余钉孔,在内、外侧交替以螺丝钉固定。在钢板下端第2孔,因该处股骨较宽,故左右各以 1 枚螺丝钉固定,从而制止远折段的旋转移位。缝合两侧伤口不置引流。其一外加长腿前、后石膏托固定。手术后抬高患肢,将下肢以枕垫之或以布朗架垫之,有利于静脉回流。其二术后不上石膏托,为对抗股部肌肉的拉力,可行小腿皮肤牵引 2～3 周后拆除,再以石膏管形固定。术后进行功能锻炼。

(4)优点:手术时钢板的上、下端采用骨栓固定较为牢固,不易松动滑脱,钻孔时方向一定要准确,两个骨栓上、下稍斜,但基本上是平行的。由于钢板在股骨下端的内、外两侧,不影响髌骨的滑动,固定合理,有利于骨折的愈合,最大限度减少伸膝装置的破坏,使关节功能恢复较好。

(5)缺点:①两侧切口创伤较大,钢板不易取出。②术后需外固定一段时间来恢复,易出现膝关节功能障碍。

六、康复指导

双钢板固定术后10～14 天拆线后开始康复锻炼,先练习肌肉等长收缩,白天每小时活动 5 分钟。术后 8~10 周拆石膏,开始练习膝关节不负重活动,并每天进行理疗、热水烫洗或热水浴,主动活动关节。待拍片及检查骨折已临床愈合时,再开始负重练习。骨折处尚未愈合前,避免过多的关节活动,因关节活动障碍的患者做膝关节活动时,会增加股骨下端骨折段的杠杆力,从而影响骨折愈合。

槽形角钢板术后不外固定的患者,2 周后可逐渐练习膝关节活动。4 周后开始扶双拐不负重下地活动。术后 8 周开始扶拐部分负重行走。12~14 周在无保护下负重行走。

七、预后

常遗留不同程度的膝关节功能障碍。骨折一般能按期愈合,但骨牵引治疗时骨折端若有软组织嵌入或严重粉碎性骨折、骨缺损并软组织损伤时,骨折可出现不愈合。骨折并腘动、静脉损伤时,应检查修复,特别注意血管的损伤,血栓形成时,可出现肢体远端小动脉的栓塞而坏死、截肢。

第三节　膝关节韧带损伤

膝关节的完整主要靠侧副韧带、膝关节交叉韧带及周围肌肉的协同作用。侧副韧带包括内侧副韧带和外侧副韧带,交叉韧带包括前交叉韧带和后交叉韧带。

一、前交叉韧带损伤

前交叉韧带断裂是一种非常常见而又严重的伤病,多与运动有关。对于普通人群前交叉韧带亦同等重要,伤后同样的膝关节不稳和随之继发关节软骨、半月板损伤,导致关节退变和骨关节病的早期发生,严重影响膝关节运动功能和生活质量,治疗不当严重者会出现膝关节病废。

(一)损伤机制与病理

1.损伤机制

前交叉韧带损伤多发生在一些膝关节异常活动的负荷中。它们常发生于落地、剪切动作及急转急停中。前交叉韧带损伤可分为部分断裂和全断裂。

(1)膝关节内翻伤或外翻伤:损伤时可伴有膝关节的内外旋转,以外翻、外旋伤最多见。

（2）膝关节过伸损伤：过伸可单独损伤前交叉韧带，但经常是先撕裂关节囊、后交叉韧带，再撕裂前交叉韧带。足球运动中的"踢漏脚"，或膝前被撞引起膝关节突然过伸是最常见的受伤动作。

（3）膝关节屈曲位支撑伤：大腿前面被撞，股骨髁向后错位，或胫骨后面被撞向前错位。

2.病理

关于前交叉韧带断裂的部位，上下两端断裂及下端撕脱骨折较多见。青少年由于骨质发育未成熟，止点骨骺的强度弱于韧带，故下止点撕脱骨折发生率高。

（二）诊断及分型

1.病史

（1）急性损伤：前交叉韧带断裂都有急性膝关节损伤史，并可根据受伤动作初加判断。受伤当时患者常有组织撕裂感，随即产生疼痛及关节不稳，不能完成正在进行的动作和走动。

（2）陈旧损伤：前交叉韧带断裂6周以上属陈旧性损伤。陈旧性前交叉韧带断裂，典型的症状是关节不稳，有关节错动感，不能跑跳，不敢急转急停，关节反复扭伤。

2.体征

（1）Lachman 试验：患者平卧，膝屈 15°～30°位，检查者两手分别握住股骨下段与胫骨上段，然后用力使两髁上下错动。两侧对比，如果出现异常活动即属阳性。

（2）前抽屉试验：患者平卧，屈膝 90°，检查者双手握住胫骨上段向前拉，双侧对比，如有异常错动即属阳性。

（三）辅助检查

（1）KT 1 000 或 KT 2 000：即关节应力试验测量计，是相对客观的指标，可以用来评价慢性不稳定性关节的稳定程度。

（2）X 线检查：单纯 X 线平片与应力位 X 线检查。

（3）MRI：对诊断 ACL 断裂非常有价值。MRI 具有极高的敏感性和特异性，故被认为是前交叉韧带损伤后影像学检查的"金标准"。

（四）治疗

（1）前交叉韧带部分断裂：通常情况下制动固定即可。

（2）急性前交叉韧带完全断裂：由于前交叉韧带自愈能力差，目前对于前交叉韧带完全断裂的患者一旦发现，多主张手术治疗。除非前交叉韧带与止点部分的骨块一起撕脱，目前已不主张一期缝合，而是多主张行早期重建。近年来，随着关节镜的开展和应用，关节镜下重建前交叉韧带已经成为主要的治疗手段。

（3）陈旧性前交叉韧带断裂：目前主要的方法就是通过手术重建前交叉韧带恢复关节的稳定性。

关节外手术：通过紧缩膝内侧和外侧控制关节不稳活动的次级结构（如关节囊、副韧带）达到稳定关节的作用。这些手术可对膝关节功能有一定的改善，但效果不佳，创伤较大，目前应用的较少。

关节内手术：即通过移植物来重建前交叉韧带，是目前最主要最被广泛应用的方法，临床效果也得到了广泛的肯定，已基本成为 ACL 重建的标准治疗手段。

移植物的种类：移植物的种类多种多样，大致分为 3 种。①自体材料：如骨-髌腱-骨复合物、髂胫束、半腱肌和股薄肌腱等。②同种异体移植物：如异体骨-髌腱-骨复合物、异体腘绳肌腱，异体胫前肌腱，异体跟腱骨复合物、阔筋膜等。③人工材料：目前人工材料也在临床得到了应用，但因其易磨损，并有可能造成异物反应引发滑膜炎，而使最终效果不尽理想，故应用范围不广。

移植物的固定：如带有骨块的移植物可用下列方法有效固定。界面螺钉固定；克氏针或螺钉横穿骨道和骨栓固定；粗的不可吸收缝线系住螺钉、钉栓或纽扣。如软组织移植物常用以下方法固定：带袢钢板；软组织界面螺钉；门形钉或螺钉。

前交叉韧带双束重建：近年来有人提出了解剖双束重建前交叉韧带即前内束和后外束的方法，认为其可更好的恢复关节的生理功能，并且在临床上也取得了一些早期的较好的疗效，但还需要更长期和更客观的对比研究。

（五）并发症

1.感染

前交叉韧带重建术由于有移植物和内固定材料的存在，故术后有发生感染的风险。

2.神经血管损伤

比较少见，但取自体腘绳肌腱移植物时供体区容易发生隐神经的损伤而造成体表感觉异常。

3.术后韧带松弛或再断裂

前交叉韧带重建后再次断裂或韧带功能丧失，原因多种多样，往往需要行翻修术再次重建前交叉韧带。

4.术后骨道增宽

可能与骨道位置,手术操作,术后滑膜炎等生物和机械多因素有关。

5.膝前痛和跪地痛

多见于取自体骨-髌腱-骨复合体的患者,故对于一些需要经常跪地的患者通常不建议行骨-髌腱-骨复合体作为移植物。

6.术后关节粘连

与术前关节的功能和术后康复过程有关。

二、后交叉韧带损伤

后交叉韧带是膝关节内主要的稳定结构之一,对于膝关节的稳定性和功能起着非常重要的作用。后交叉韧带损伤后可造成膝关节后向不稳,产生临床症状,而影响日常生活、工作及运动。

(一)损伤机制

后交叉韧带损伤的损伤机制分为以下 4 种。

1.胫前伤

屈膝位胫骨近端前方受到由前向后的暴力,使胫骨突然后移,造成韧带的损伤或断裂。

2.过屈伤

高处坠落着地时膝关节过度屈曲,在股骨上形成后移力,造成韧带拉长并断裂,也可被股骨髁间窝和胫骨后侧平台的撞击所截断。

3.过伸伤

膝关节极度过伸,可造成后交叉韧带断裂或止点撕脱、后关节囊撕裂及胫骨平台和股骨髁前部的骨挫伤。

4.内外翻及旋转伤

内外翻加旋转暴力除导致后交叉韧带断裂外,常合并侧副韧带、后外侧结构及前交叉韧带断裂,引起多方向不稳。

(二)诊断

1.病史

急性伤就诊时多数诉伤时有响声,伴疼痛、活动受限等症状。陈旧伤的症状多集中于骨关节病症状,还有不稳及错动感,尤以下楼时明显加重,此外,快速转向能力下降。

2.查体

(1)一般检查:常可发现胫前挫伤、瘀斑及划伤,腘窝部可有肿胀及压痛,应注意检查足背动脉搏动及腓总神经。

(2)特殊检查:包括后抽屉试验、Lachman 试验、胫骨结节塌陷和股四头肌收缩试验。

3.影像学检查

(1)X 线检查:可以除外胫骨撕脱骨折及合并膝关节其他部位的骨折。

(2)MRI:对诊断急性后交叉韧带损伤非常有效,陈旧损伤显示为韧带的延长或过度弯曲呈 U 形。

4.关节松弛度测量计(KT-1000 或 KT 2000)

在外力作用下,测量胫骨后移双侧对比超过 3 mm 即可诊断为后交叉韧带损伤。

5.分度

按损伤程度可分为单纯及联合伤(表 5-1)。

表 5-1　后交叉韧带损伤的分度

类型*	定义	松弛度(mm)	胫骨平台(mm)
I	后交叉韧带拉长	<5	股骨髁前方 5～10
II	后交叉韧带撕裂、半月板股骨韧带正常	5～9	股骨髁前方 0～5
III	后交叉韧带撕裂、半月板股骨韧带撕裂	>10	与股骨髁平行
IV A	后交叉韧带及后外损伤	>12	股骨髁后方>2
IV B	后交叉韧带及后内损伤	>12	股骨髁后方>2
IV C	后交叉韧带及前交叉韧带损伤	>15	股骨髁后方>5

*Ⅰ、Ⅱ、Ⅲ度为单纯损伤,Ⅳ度为联合伤。

(三)治疗

后交叉韧带断裂后的治疗方法主要取决于损伤程度。

1.保守治疗

Ⅰ～Ⅱ度损伤保守治疗无须固定,保护下负重,早期活动度练习、股四头肌肌力训练和本体感觉训练 4～6 周。如果仍有症状和不稳,则需手术。

2.手术治疗

联合伤是手术治疗的明确指征,手术时间应掌握在 10～14 天之内。胫骨止点撕脱骨折则应急行复位、螺钉或钢丝张力带内固定术。股骨止点撕脱也可以采用止点重建的方法。

（1）后交叉韧带加强术：此方法是在修补后交叉韧带同时加用双股可吸收缝线等韧带加强装置（LAD）分担部分后交叉韧带前外束和后内束的负荷，起到加固作用，使损伤的后交叉韧带更好地愈合，防止它在愈合过程中被拉长。

（2）后交叉韧带重建：①移植物的选择，后交叉韧带重建使用的移植物与前交叉韧带基本相同。②单束单骨道重建方法，单束重建技术的主要目的是重建后交叉韧带的前外束。股骨与胫骨骨道分别为单骨道。③双束双骨道重建方法，双束重建技术的目的是重建前外束和后内束，使重建的韧带在屈伸过程中的各个角度都起到限制胫骨后移的功能，较单束技术更有希望恢复正常的韧带性能。④胫骨嵌入技术，后交叉韧带重建后松弛的一个原因是膝关节屈曲过程中，移植物在股骨骨道和胫骨平台后缘的折角为锐角，此处应力集中，易造成移植物磨损而失去原先强度，导致后向松弛。为解决这个问题可采用胫骨嵌入技术，即后路切开，后交叉韧带胫骨止点处做一骨床，将骨-髌腱-骨远端骨块嵌入骨床，螺钉固定，近端固定于股骨骨道。

（四）并发症

（1）感染：可能主要与后交叉韧带周围血运比较丰富有关。

（2）神经血管损伤：由于后交叉韧带胫骨骨道出口接近腘动脉，故在胫骨骨道钻取时有损伤腘血管的危险，操作时需要注意并应用挡板保护。

（3）术后韧带松弛或再断裂：主要与胫骨本身的重力对移植物有一个向后方向的应力，特别是在改建塑性过程中这种应力有可能会造成后交叉韧带移植物的松弛。

（4）术后功能障碍。

三、内侧副韧带损伤

膝关节内侧结构分为 3 层。第 1 层是深筋膜层，第 2 层是内侧副韧带，第 3 层结构由内侧关节囊及其增厚部组成。内侧副韧带是主要对抗膝外翻的结构，其次为前后交叉韧带。这些结构在外翻应力作用下都可能损伤，与损伤时关节的体位和暴力大小有关。

（一）损伤机制和病理

最常见的损伤机制是膝外侧受到直接撞击，导致膝外翻，引起内侧结构损伤。需要注意的是内侧副韧带的浅层和深层是可以在不同部位同时断裂的。

(二)诊断与分度

1.病史

患者有膝关节外翻受伤史,伤时可感到内侧有响声、撕裂感、内侧松动感,伴剧烈疼痛。

2.查体

由股骨内上髁至胫骨近端内侧沿韧带走行检查压痛,压痛最明显的部位就是损伤部位。有时可以触及韧带断端。查体可出现侧压实验阳性。

3.影像学检查

(1)X线:常规 X 线片对内侧副韧带断裂的诊断意义有限,主要在于除外其他合并损伤。

(2)MRI:磁共振检查可以显示韧带周围水肿、韧带组织内的水肿和韧带的连续性中断。

4.损伤分度

主要为应力位 X 线片分度。

(1)Ⅰ度:内侧间隙宽度 0～5 mm。

(2)Ⅱ度:内侧间隙宽度 6～10 mm。

(3)Ⅲ度:内侧间隙宽度 11～15 mm。

(4)Ⅳ度:内侧间隙宽度 16～20 mm。

(三)治疗

对于单纯内侧副韧带损伤现在越来越倾向于保守治疗和早期康复训练,必要时可行手术治疗。

1.保守治疗

急性伤后需停止运动,抬高患肢。用弹力绷带或棉花夹板固定,再应用膝关节活动夹板固定 3～4 周,防止膝关节外翻。早期即可在可承受范围内负重,挂拐行走,进行屈伸活动度练习和股四头肌力量训练。

2.手术治疗

(1)急性期内侧副韧带断裂:手术主要是缝合断裂的断端,注意解剖层次,止点部位的损伤需要将断端缝合或固定在骨质上,有时候需要应用带线铆钉。

(2)陈旧内侧副韧带断裂且有关节不稳者可行韧带重建术,可以将松弛韧带的上或下止点向上或向下拉紧后重建止点,或用自体或异体肌腱重建韧带。

(四)并发症

单纯的内侧副韧带手术在关节外完成,创伤较小,并发症不多。切口有损伤隐神经分支的可能。由于创伤较大,如果不注意关节活动度锻炼康复,容易发生关节粘连,影响正常的关节功能。

四、外侧副韧带损伤

外侧副韧带损伤主要是由内翻旋转应力造成的,膝内侧的暴力作用于膝部或小腿内翻位倒地摔伤,常可引起膝外侧副韧带损伤,多见于腓骨小头止点处的撕裂。

(一)诊断

1.病史

患者有膝关节急性内翻旋转损伤病史。伤后膝关节外侧疼痛、肿胀。如果出现垂足、下肢感觉障碍,应考虑到腓总神经损伤。

2.查体

(1)侧压试验:试验应在伸直位和屈膝 30°位检查,与健侧对比。①Ⅰ度损伤:外侧无明显松弛,只有疼痛感;②Ⅱ度损伤:外侧松弛但有抵抗感;③Ⅲ度损伤:外侧松弛无抵抗感。

(2)外侧间隙开口感:Ⅱ度和Ⅲ度的外侧副韧带损伤均有外侧间隙开口感。

(3)外侧副韧带张力:屈膝内收内旋位(盘腿)检查外侧副韧带张力,正常为索条状硬韧感,如有损伤则张力较健侧下降,如完全断裂则不能触及韧带张力。

3.影像学检查

(1)X线:X线检查可以发现腓骨头的撕脱骨折。内翻应力位摄片可以观察外侧间隙的宽度,如果大于健侧则提示外侧副韧带损伤。

(2)MRI:可以显示外侧副韧带的形态。韧带损伤可见水肿和出血的高信号。

4.鉴别诊断

(1)后外结构损伤:损伤史类似,伤后有外侧肿痛,也可以有外侧不稳症状。

(2)后交叉韧带损伤:严重的外侧副韧带损伤经常合并后交叉韧带损伤。此时后抽屉试验和 Lachman 试验均为阳性。

(二)治疗

1.保守治疗

对于外侧副韧带部分损伤可以采用保守治疗,夹板固定 3 周后逐渐开始活动度练习、关节周围肌肉力量训练等。

2.手术治疗

(1)急性断裂:外侧副韧带完全断裂均需手术治疗。如果断裂发生在上止点或下止点,断端距离止点不超过 3~5 mm,可以进行止点重建。如果实质部断裂可以采用直接缝合,但因张力不足,常需用周围组织加强。

(2)陈旧断裂:可以采用部分股二头肌腱、髂胫束、自体肌腱或异体肌腱移植重建。

(3)合并损伤:如果合并有交叉韧带损伤需同时处理。如果有腓总神经损伤,术中应探查其完整性,若是神经拉长变细,无须处理,断裂者则应行缝合。

(三)并发症

外侧副韧带邻近腓总神经,手术操作时需要对局部解剖熟悉,小心操作、避免误伤。

第四节　半月板损伤

半月板损伤是膝关节最常见的运动损伤之一,伤后会引起关节的疼痛、肿胀、交锁及活动受限,严重影响正常生活和运动。男女发病率之比约为 2.5:1。

一、损伤机制与病理

(一)解剖特点

内侧半月板呈 C 形,与内侧副韧带深层(关节囊韧带)和半膜肌相连,又借半月板髌骨韧带与髌骨相连,因而活动度小,易于损伤。外侧半月板呈 O 形,与胫骨平台结合并不紧密,体部与后角交界处又有腘肌腱裂孔,因而外侧半月板活动度相对较大,较内侧半月板不易损伤。

(二)损伤机制

基于半月板的解剖特点,通常的损伤机制是在膝负重时屈伸旋转扭伤造成。一方面半月板随股骨髁旋转移动,一方面又因膝关节伸屈而随胫骨移动,造成半月板的不一致运动,即所谓膝关节半月板的"矛盾运动",引起半月板撕裂而产生症状。膝过伸伤也可以造成半月板前角的挤压造成损伤。

（三）损伤病理

通常半月板损伤分为创伤型和退变型。创伤型指是直接由创伤性暴力造成半月板的损伤,退变性半月板损伤常继发于半月板退变、关节不稳后半月板长期磨损及退行性骨关节病。

二、诊断与分型

（一）诊断

1.病史

仔细询问病史和查体可以确诊 75％的半月板撕裂。急性损伤因疼痛、肿胀无法检查,因此很难通过临床检查来确诊,需通过辅助检查来诊断。

2.查体

（1）关节活动度:一般无限制,如有交锁则活动度明显受限。

（2）浮髌试验和积液诱发试验:是检查关节积液的实验,可呈阳性。

（3）股四头肌萎缩:应用皮尺测量双侧髌上 10 cm 处的股四头肌周径。一般有萎缩,以内侧头为主。

（4）关节间隙突出和压痛:损伤侧关节隙可有突出感,为半月板损伤后不稳突出所致,有明显压痛。突出特别明显的应考虑到半月板囊肿的可能。

（5）麦氏征试验:将小腿内外旋同时做屈伸动作,如出现关节隙疼痛和弹响视为阳性。此检查敏感性不高,阳性率反 60％,因此阴性并不意味着没有半月板撕裂存在。

（6）摇摆试验:屈膝 30°左右,一手握小腿,一手拇指按压关节隙,做内外翻摇摆动作,如果感到半月板进出或痛响者为阳性,提示半月板损伤后松动。

（7）过伸和过屈痛:半月板前角或后角损伤在过伸或过屈时会产生挤压疼痛。

3.影像学检查

（1）关节造影:向关节内注射碘油造影剂,如果半月板有撕裂则可显示撕裂的形态和部位。准确率约 85％,因属于有创检查故目前应用较少。

（2）MRI:可以有效诊断半月板损伤,诊断准确率为 90％。半月板在磁共振上显示的异常信号分为 3 度:Ⅰ度,半月板内点状信号;Ⅱ度,半月板内线状信号,不达上下关节面和边缘,Ⅲ度,半月板内线状信号,达关节面或边缘,Ⅲ度信号提示半月板撕裂。

(二)分型

通常根据半月板损伤的形态分为纵裂、水平裂、斜裂、放射状撕裂(横裂)、瓣状裂、复合裂 6 种。

1.纵裂

纵裂指半月板裂口沿纵轴走行,可为部分撕裂或全层撕裂。较大的纵裂致使半月板如桶柄样分离,嵌于股骨髁和胫骨平台间,称为桶柄样撕裂。

2.水平裂

水平裂为半月板裂,分上下两层,类似鱼口,又可称为鱼口状撕裂。

3.斜裂

斜裂均为全层撕裂,裂口由游离缘斜行走向边缘,在前角称为前斜裂,在后角称为后斜裂。

4.放射状撕裂

放射状撕裂与斜裂类似,其走行由游离缘垂直走向滑膜缘,即横裂、部分撕裂和全层撕裂均可能出现。

5.瓣状裂

瓣状裂指损伤处半月板残端(如片状悬挂于半月板上),可继发于水平裂。

6.复合裂

复合裂指半月板同时出现上述几种损伤类型,表明损伤较严重。

三、治疗

半月板由于其特殊的解剖状态自愈能力较低,但由于半月板对关节软骨重要的保护作用,目前的治疗原则也是尽可能地保留半月板。

(一)非手术治疗

一般稳定性半月板纵裂,裂口<10 mm,或者非全层撕裂(<50%)多无症状,可以保守治疗。症状明显者则更应尽早手术治疗。

(二)手术治疗

1.半月板修补

对于红区或红白区>10 mm 的纵裂和达红区的横裂,半月板没有变性或形态异常,并且关节稳定,可以采用半月板修补手术,可以切开手术或者在关节镜下完成。

2.半月板部分切除

适用于未达红区的横裂、斜裂、水平裂、瓣状裂、半月板变性和不可修补的纵裂。原则是尽量保留正常的半月板组织。

3.半月板全切除

半月板损伤或变性范围广、严重,半月板严重的复合裂确实无法保留半月板组织时,需进行全切手术。

4.半月板移植

适应证包括:年龄不超过 50 岁;半月板全切或次全切除后患侧有疼痛等不适症状;关节间隙狭窄不超过 3 mm;镜下评估关节软骨损伤最好不超过 Outer-bridge Ⅱ度;关节稳定或者同时恢复关节的稳定性;力线良好或同时纠正力线。移植的半月板包括人工半月板(胶原半月板,CMI)、组织工程半月板、同种异体半月板等。

(三)盘状半月板损伤的治疗

盘状半月板是半月板的特殊解剖学变异,外侧多于内侧,盘状半月板由于损伤后往往伴有层裂或复合裂而失去修补甚至成型的机会,因而切除的情况比较多。

(四)半月板囊肿的治疗

半月板囊肿常发生于 20~30 岁男性,外侧较内侧更容易发生。发病原因不明确,临床表现为疼痛和局部肿物。查体可以发现关节隙肿物,质地硬韧,有压痛,随关节伸直而明显,屈曲而消失。半月板囊肿的主要治疗方法是手术。

四、并发症

(一)血管损伤

关节积血通常由于半月板切除损伤了半月板周围的滋养血管或入口部位浅层血管出血造成,一般均可自愈。

(二)神经损伤

关节镜常规前内侧入路有损伤隐神经髌下支的可能,会造成局部神经感觉障碍。因此当出现神经损伤时除去止血带麻痹或局部水肿压迫外还应考虑是否有在修补半月板时结扎或损伤神经的可能,可手术探查。

(三)半月板不愈合

由于半月板血运较差,不易愈合,故半月板缝合后有一定的不愈合率,需要再次手术处理。

第五节 踝关节骨折

一、概述

踝部骨折是最常见的关节内骨折,它包括单踝骨折、双踝骨折、三踝骨折等。多为闭合性骨折,开放骨折亦不少见。

踝关节由胫骨、腓骨的下端与距骨构成。胫骨下端略呈四方形,其端面有向上凸的关节面,与距骨体的上关节面相接触。其内侧有向下呈锥体状的内踝,与距骨体内侧关节面相接触。内踝后面有一浅沟,胫骨后肌和趾长屈肌的肌腱由此通过。内踝远端有两个骨性突起,即前丘和后丘。胫骨下端的前后缘呈唇状突出,分别称为前踝和后踝。胫骨远端外侧有一凹陷,称为腓骨切迹,与腓骨远端相接触。在胫骨的腓骨切迹下缘处有一小关节面,与腓骨外踝形成关节,其关节腔是踝关节腔向上延伸的一部分。腓骨下端的突出部分称为外踝。外踝与腓骨干有 $10°\sim15°$ 的外翻角。外踝后有腓骨长短肌肌腱通过。外踝比内踝窄但较长,其尖端比内踝尖端低,且位于内踝后方。胫腓两骨干间由骨间膜连接为一体,下端的骨间膜特别增厚形成胫腓骨间韧带。在外踝与胫骨之间,前方有外踝前韧带,后方有外踝后韧带和胫腓横韧带。这些韧带使胫腓骨远端牢固地连接在一起,并将胫骨下端的关节面与内、外、前、后踝的关节面构成踝穴。踝穴的前部稍宽于后部,下部稍宽于上部。踝穴与距骨体上面的关节面构成关节。距骨体前端较后端稍宽,下部较顶部宽,与踝穴形态一致,故距骨在踝穴内较稳定。由于结构上的这些特点,踝关节在跖屈时,距骨较窄的后部进入踝穴,距骨在踝穴内可有轻微运动;踝关节背伸时,距骨较宽的前部进入踝穴,使踝关节无侧向运动,较为稳定。踝关节背伸,距骨较宽的前部进入踝穴时,外踝又稍向外分开,踝穴较跖屈时约增宽,这种伸缩主要依靠胫腓骨下端的韧带的紧张与松弛。这种弹性同时又使距骨两侧关节面与内外踝的关节面紧密相贴,因此,踝背伸位受伤时,多造成骨折。正是这些特点,当下坡或下阶梯时,踝关节在跖屈位中,故易发生踝部韧带损伤。胫距关节承受身体重量,其中腓骨承受较少,但若腓骨变短或旋转移位,使腓骨对距骨的支撑力减弱,可导致关节退行性变。

踝关节的关节囊前后较松弛,韧带较薄弱,便于踝关节的背伸和跖屈活动。关节囊的内外两侧紧张,且有韧带和肌肉加强。踝关节在正常活动时,踝关节两侧的关节囊和韧带能有力地控制踝关节的稳定。

踝关节周围缺乏肌肉和其他软组织遮盖,仅有若干肌腱包围。这些肌腱和跗骨间关节的活动,可以缓冲暴力对踝关节的冲击,从而减少踝关节损伤的机会。

二、分型

踝关节骨折的分型主要有:①Ashhurst分型,按照外力的性质分型,分内收、外展、外旋、垂直压缩4型;②AO分型,也称为Danis-Weber分型,根据腓骨骨折高度、下胫腓联合及胫距关系分型;③Lauge-Hansen分型,根据损伤机制分型。下面主要介绍Lauge-Hansen分型。

(一)解剖

旋后:足跖屈内翻位,内侧缘抬高外侧缘降低。

旋前:足背伸外翻位,外侧缘抬高内侧缘降低。

内收时距骨上关节面转向外,下关节面转向内。

外展时距骨上关节面转向内,下关节面转向外。

内收和外展运动是距骨在踝关节内沿其自身纵轴上的旋转。

内、外旋转指距骨相对于胫骨的活动,是距骨发生在水平面方向的活动。距骨头向内称内旋,距骨头向外称外旋。

(二)Lauge-Hansen分型

每类分型的前半部指受伤时足的位置,后半部则指外力的方向。阐明了踝部骨折脱位的整个过程及损伤程度,表达了韧带损伤与骨折的关系。95%以上的X线片都能按此分型。分型内容主要包括旋后-内收型、旋后-外旋型、旋前-外展型、旋前-外旋型、垂直压缩型。旋后型先损伤外侧结构最后内侧,旋前型则先损伤内侧结构最后外侧。

1.旋后-内收型

足在损伤时呈内翻位,距骨内翻,外踝先受到牵拉,造成外踝或外侧韧带损伤,外力继续作用则内踝受到挤压,造成近似垂直的内踝骨折。

Ⅰ度:外踝撕脱性骨折,或踝关节外侧韧带断裂。外踝骨折线多低于胫距关节平面,多为横断骨折或外踝顶端的撕脱骨折。当韧带损伤时,内翻应力位片可出现距骨倾斜,前抽屉试验阳性。

Ⅱ度:Ⅰ度加内踝骨折。骨折线位于踝关节内侧间隙和水平间隙交界处,即踝穴的内上角。骨折线呈斜形斜向内上方,或垂直向上,常合并踝穴内上角关节下方骨质压缩,或软骨面损伤(图5-1)。

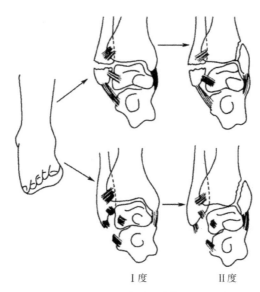

Ⅰ度   Ⅱ度

图 5-1　旋后-内收型骨折Ⅰ～Ⅱ度

2.旋后-外旋型

足受伤时处于内翻位(旋后位),距骨受到外旋外力,或小腿内侧距骨受到相对外旋外力。距骨在踝穴内以内侧为轴,向外后方旋转,冲击外踝向后移位。造成距腓前韧带损伤、腓骨骨折、距腓后韧带或后踝损伤、内踝骨折。旋后-外旋型是最常见的类型,约占关节、骨折脱位半数以上。

Ⅰ度:下胫腓前韧带断裂或胫骨前结节撕脱性骨折(Tillaux 骨折或 Chaput 骨折)。

Ⅱ度:Ⅰ度加外踝在下胫腓联合水平的冠状面斜形骨折,骨折线自前下方斜向后上方,侧方更明显,有的位置稍高。骨折远端借助外侧韧带仍与距骨相连。

Ⅲ度:Ⅱ度加后踝骨折。若下胫腓仍保持完整,后踝多为撕脱骨折,骨折块较小。但如合并距骨向后上方的外力时,则后踝骨块较大,外踝骨折线较高。可发生下胫腓分离。

Ⅳ度:Ⅲ度加内踝骨折或三角韧带断裂(图 5-2)。由于三角韧带牵拉和旋转的距骨后内部分撞击,造成了内侧结构损伤,下胫腓分离。当内踝骨块较小而距骨外移明显时要注意三角韧带深层断裂。

3.旋前-外展型

足在受伤时处于旋前位,距骨在踝穴内受到强力外展的外力,造成内踝撕脱骨折或韧带断裂、下胫腓韧带不全或全部损伤、腓骨骨折。

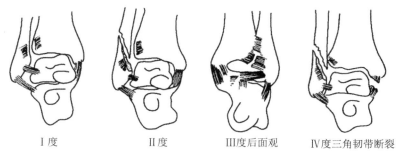

图 5-2 旋后-外旋型骨折Ⅰ～Ⅳ度

Ⅰ度：内踝骨折或三角韧带断裂。骨折块多为踝关节间隙以下横行撕脱骨折。

Ⅱ度：Ⅰ度伴下胫腓韧带损伤。可单纯损伤下胫腓前或后韧带，造成下胫腓联合不全损伤；或下胫腓全部韧带断裂而出现下胫腓分离。

Ⅲ度：Ⅱ度伴腓骨骨折（图 5-3）。腓骨骨折呈短斜形或蝶形，蝶形骨片常位于腓骨外侧。侧位表现为横形骨折。下胫腓有无分离根据下胫腓韧带损伤和腓骨骨折高度而定。

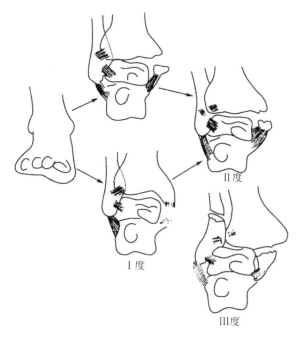

图 5-3 旋前-外展型骨折Ⅰ～Ⅲ度

4.旋前-外旋型

受伤时足处于旋前位,当距骨受到外旋外力时,距骨以外侧为轴向前外侧旋转移位。造成内踝撕脱骨折或三角韧带断裂、下胫腓前韧带损伤、腓骨骨折、下胫腓后韧带损伤或后踝骨折。

Ⅰ度:内踝骨折或三角韧带断裂。内踝骨折线呈斜形,在矢状面自前上斜至后下,踝关节侧位片尤为清晰。

Ⅱ度:Ⅰ度伴下胫腓前韧带损伤。若下胫腓前韧带完整,也可造成下胫腓前韧带在胫骨结节附着处的骨折。

Ⅲ度:Ⅱ度伴外踝骨折。外踝骨折位于下胫腓联合近侧,螺旋形,骨折线由前上至后下,并向前成角,骨折位置较高。下胫腓分离。

Ⅳ度:Ⅲ度伴下胫腓后韧带损伤或后踝撕脱骨折(图 5-4)。后踝骨块多超过胫骨下端负重关节面的 1/4。下胫腓分离。

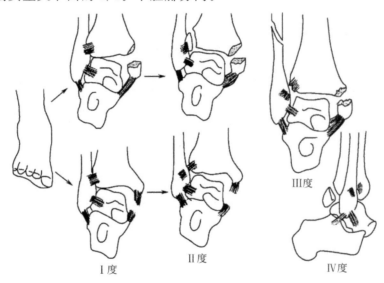

图 5-4　旋前-外旋型骨折Ⅰ~Ⅳ度

5.垂直压缩型

单纯垂直压缩外力引起的骨折,依受伤时踝及足所处位置不同分为背伸型、跖屈型、垂直型。

复合外力引起的垂直压缩骨折,分为垂直-外旋型、垂直-内收型、垂直-外展型。

垂直-外旋型多见于旋后-外旋型骨折,后踝骨块较大,腓骨冠状面斜形骨折较长且骨折位置较高。

（三）Lauge-Hansen 分型的优点

（1）按损伤机制分类,对手法复位及固定具有指导意义。

（2）按损伤机制推理,可以发现隐形的损伤-韧带损伤。

（3）对于术后复位不良查找原因有一定的指导意义。

（四）由 X 线片判断骨折类型

1.外踝

外踝是判断分型的要点,根据骨折线的走形和骨折位置的高低进行判断和分型。

（1）旋后-内收型:下胫腓以下的撕脱骨折或横断骨折。

（2）旋后-外旋型:下胫腓平面的冠状面骨折,骨折线由前下到后上,一部分可高于下胫腓。

（3）旋前-外展型:下胫腓平面上 1 cm 左右短斜形或蝶形骨块,蝶形骨片常位于腓骨外侧,侧位片骨折为横行。

（4）旋前-外旋型:下胫腓上 6～10 cm 螺旋形骨折,骨折线由前上至后下,并轻度向前成角。

2.后踝

除了旋后-内收型以外都可存在后踝撕脱骨折,骨折块因为撕脱造成,一般均较小。当后踝骨折块较大时,一般考虑合并踝关节的垂直外力造成。

（五）特殊命名的踝关节骨折

（1）Maisonneuve 骨折:旋前外旋Ⅲ度,腓骨近端骨折。

（2）Cotton 骨折:三踝骨折。

（3）Bosworth 骨折:踝关节骨折脱位。

（4）Volkmann 骨折:后踝骨折。

（5）Dupuytren 骨折:踝关节骨折合并下胫腓分离和腓骨下端骨折。

（6）Wagstaffe(Lefort)骨折:下胫腓前韧带或距腓前韧带在腓骨附着点的撕脱骨折,是外踝前缘的纵行骨折。

（7）Pott 骨折:踝部骨折同时伴有踝部内翻畸形的骨折。

（8）Chaput-Tillaux 骨折。

三、诊断

患者多有在走路时不慎扭伤踝部,自高处落下跌伤踝部,或重物打击踝部的病史。伤后觉踝部剧烈疼痛，不能行走，严重者有踝部的翻转畸形。踝部迅速肿胀，踝部正侧位 X 线片常能显示骨折情况。在踝部骨折的诊断中，在确定骨折存在的同时，还应判断造成损伤的原因。因为不同的损伤，在 X 线片上有时可有相同的骨折征象，但其复位和固定方法则完全不同。因此，在诊断踝部骨折时，必须仔细研究踝关节正侧位 X 线片，详细询问患者受伤历史，仔细检查，以确定损伤的原因和骨折发生机制，从而正确地拟定整复和固定的方法。

四、治疗

在决定踝关节损伤的治疗前，需要做仔细的临床检查，详尽诊察整个下肢。注意畸形、肿胀异常区域及其程度；压痛部位与 X 线片所显示的区域是否吻合。如果在明显肿胀及压痛部位处 X 线未显示骨折，应疑及该处肿胀有韧带损伤的发生，进一步的应力位摄片，有助于判断病情。胫骨或腓骨单独骨折的患者，尤其是螺旋形骨折，若仔细检查，17%～33%的患者能检出踝关节损伤。例如单独腓骨干螺旋形骨折，一定伴有胫腓下联合的韧带损伤，至少有胫腓下联合前韧带损伤。

(一)踝关节骨折脱位的初步处理

踝关节骨折脱位后，如果全身情况允许，应尽早治疗，以便及时复位。但因故暂不能立即手术者，要做初步闭合复位，不然严重移位的骨片压迫皮肤，产生水疱，甚至皮肤坏死，继发感染而影响手术。

(二)踝关节骨折脱位的治疗目的

目的在于恢复踝关节的功能，避免后期发生创伤性骨关节炎。这就要求良好的骨折复位，促进韧带愈合。

(三)治疗方法的选择

治疗措施应是最简单、损伤最小且能维持复位的方法。大部分踝关节骨折脱位是轻度的，闭合复位石膏固定即可达到满意的治疗结果。当然严重的骨折移位，需要手术切开复位治疗，一般Ⅰ度、Ⅱ度损伤，保守治疗和手术内固定的治疗结果是相同的。而Ⅲ度和Ⅳ度骨折脱位，切开复位治疗的结果优于闭合复位。

(四)治疗方法

具体治疗方法应根据其损伤类型及损伤程度而定。

1.闭合复位

Ⅰ度、Ⅱ度骨折，应首先采用闭合复位石膏固定，闭合复位简单方便且患者易接受。但在严重的踝关节损伤时,闭合复位达不到效果。

在做闭合复位时应注意以下几点:①损伤后应尽早复位,争取在损伤后几小时内实施。②骨折的内外踝借助韧带与距骨相连,故距骨移位的纠正,即可间接纠正内外踝移位。如果需采用较大外力才能保持复位者,应考虑关节内或骨折面之间有软组织嵌入。③固定后石膏要达到很好的塑形效果。④伴关节面损伤的踝关节骨折,如胫骨关节面骨折,应避免早期负重。胫腓下联合固定者,也应避免负重。⑤复位固定后要定期随访。伤后 2 周左右,肢体肿胀消退,要及时更换石膏,防止骨折再移位。

2.手术复位

Ⅲ度、Ⅳ度骨折,经闭合复位后距骨仍移位者,应手术切开复位内固定。

手术治疗踝关节骨折的优点:①一般均可以达到解剖复位,有利于踝关节的功能恢复。②减少石膏固定的范围和时间,如果内固定非常稳固,可省去外固定,以利早期功能训练,缩短康复时间,防止关节僵硬、骨质疏松、肌肉萎缩。③能有效地维持复位后的位置,免除不稳定性骨折的反复闭合复位及更换石膏。反复的复位可能加重关节软骨的损伤,加重关节周围的软组织损伤。④避免非生理位置固定患足。有内固定的踝关节可用石膏固定关节于功能位;而闭合复位的踝关节往往要根据骨折移位的情况固定在非功能位,如过度的内翻或外翻,这样可能会加重关节软骨的损伤,同时牵拉关节周围的软组织。⑤可以在手术时去除关节内或骨片间的软组织。要求在内固定前后探查关节面,清除关节内碎片或软骨片。内踝骨折移位常常有骨膜嵌顿,内踝三角韧带断裂后有断端卷入距骨和内踝之间,妨碍距骨的复位。

手术治疗的缺点:常见的手术并发症有感染、皮肤坏死、内固定松动等,金属内固定需要再次手术取出,也存在着内固定断裂的可能性。因此要严格掌握手术指征:①闭合复位后距骨及外踝向外移位超过 2 mm;②闭合复位后距骨与内踝的间隙超过3~4 mm;③胫骨后唇骨折片超过关节面1/4~1/3,闭合复位后关节面不平整,距骨向后脱位。

3.开放性踝关节骨折遵从清创原则

对于开放性踝关节骨折,要严格遵照清创的原则,对皮肤的裂口如污染不严重,尽可能保留踝关节周围软组织,在可能的情况下,不要任意扩大其皮肤的裂口。伤口彻底清创后按照踝关节骨折的类型决定其复位固定方法,尽可能选用简单有效的内固定,应行经皮克氏针内固定或解剖钢板螺丝钉固定。如关闭伤口有困难时,应行推移皮瓣覆盖之。

(五)陈旧性踝关节骨折与脱位

踝关节骨折脱位,超过3周,属于陈旧性损伤。因此时已失去了闭合复位的最佳时间,手术切开复位是唯一可行的途径。

1.手术复位固定术

(1)手术指征:踝关节骨折或骨折脱位超过3周,关节软骨无明显破坏者,均可行切开复位固定术。

(2)手术方法:根据骨折、脱位的不同情况,可选择以下术式。

双踝骨折:可采用内侧和外侧切口,分离骨折线及切除骨断端间的瘢痕组织,同时需清除踝关节内的瘢痕组织。此时即能直视下复位。首先固定外踝,距骨及内踝移位也能随之纠正。外踝及内踝分别用螺丝钉固定,或用张力带钢丝固定。

陈旧性三踝骨折:关键在于恢复胫腓联合的解剖关系,外踝亦必须达到解剖复位。对伴有胫骨后唇骨折者,宜采取后外侧手术入路。此切口特别适宜用于胫骨后唇的后外部分骨折。如伴内踝骨折,另做不同的切口。术中暴露内踝、胫骨后唇骨片及外踝骨片后,切除各骨折断间及胫腓下联合间瘢痕组织,清楚地显示胫骨的腓骨切迹。切除距骨体与胫骨下关节面间的瘢痕,以便恢复容纳距骨体的踝穴。在新鲜三踝骨折中,首先固定胫骨后唇骨折。在陈旧性损伤,胫骨后唇骨片,借胫腓后韧带与外踝相连,外踝未复位前,胫骨后唇无从复位。先将外踝置于胫骨的腓骨切迹内,用钢板螺丝钉先固定腓骨,由于腓骨受周围挛缩软组织的牵拉,此时胫腓下联合仍必须分离。因此,用螺丝钉固定胫腓下联合成为陈旧性踝关节脱位手术治疗的重要步骤。用两枚螺丝钉固定胫腓下联合,再复位固定胫骨后唇就比较容易。胫骨后唇骨片与距骨间存在瘢痕,妨碍骨片复位,常需将瘢痕切除。

外翻外旋型陈旧性损伤:内侧为内踝骨折或三角韧带断裂,外侧为腓骨中下1/3骨折,胫腓下联合分离,腓骨骨折线以下骨间膜破裂,经内侧和外侧入路,在内侧暴露内踝骨折,外侧暴露腓骨干及胫腓联合。切除骨端和瘢痕,显露胫骨远端的腓骨切迹,然后将腓骨用钢板螺钉固定,胫腓下联合亦用螺丝钉固定,即将外踝及腓骨远端固定于胫骨之腓骨切迹内。此时距骨及内踝已复位,内踝可用螺丝钉固定。固定内踝时,踝关节置于90°位,固定胫腓下联合时,踝背屈20°位,防止下联合狭窄及踝穴缩小。若内踝无骨折,而踝关节内侧间隙增宽>3 mm,则在做钢板螺丝钉固定腓骨及胫腓下联合前,要先切除内踝与距骨关节面间的瘢痕,不然距骨难以复位。同时探查三角韧带深层。如发现三角韧带断裂,应先缝合三角韧带,但陈旧性损伤病例,其三角韧带的断端常挛缩,通常不能直接修补,需要用胫后肌腱替代。

内踝及外踝骨折畸形愈合:可行外踝楔形截骨,纠正外踝与距骨向外脱位,用两枚克氏针暂行固定胫骨和腓骨。切除距骨与内踝间瘢痕、酌情内踝截骨,同时修补三角韧带。然后固定内踝及外踝。如果胫腓下联合不稳定,则螺丝钉经外踝穿过胫腓下联合至胫骨,以固定胫腓联合。

内踝骨折不连接:如果内踝假关节伴有疼痛和压痛,则需手术治疗。在伴有外踝骨折时,则应先固定外踝。如果内踝骨折骨片较大,可以修整两骨面,去除硬化骨,螺丝钉固定即可。植骨有利于内踝的愈合。考虑到内踝部位皮肤及软组织紧张,植骨片绝对不应置于骨折之表面,而用骨栓植入骨皮质深面。

2.踝关节融合术

陈旧性踝关节骨折或骨折脱位,胫骨关节面破坏严重,或骨折脱位久远已有创伤性关节炎,行走疼痛,甚至不能负重而严重影响患者的工作、生活时,应考虑行踝关节融合术。较常应用的融合方法有以下3种。

(1)腓骨截骨融合术:采用经腓骨切口,切除胫骨及距骨软骨,切除胫骨外侧皮质骨及距骨外侧面,切除腓骨远端之内侧面,然后切取腓骨置于踝关节外侧,胫腓骨间两枚螺丝钉固定,外踝与距骨用一枚螺丝钉固定。

(2)腓骨截骨加压融合术:位于胫腓下联合前纵向切口,切开皮下组织及深筋膜,游离腓浅神经的外侧支。切断并结扎腓动脉穿支。距外踝尖端6 cm处切断腓骨。游离腓骨软组织附着,自近侧向远侧,腓骨远端内侧皮质及外踝关节面切除,切除胫骨远端关节面,切除距骨之关节面,用粗纹螺丝钉固定胫距关节。然后切除距骨外侧关节面及胫骨的腓骨切迹,远端腓骨复位后用1枚螺丝钉固定胫腓骨,另1枚螺丝钉固定外踝及距骨,此融合术方法简便,融合接触面广,骨片间有一定压力,有利于骨愈合。

(3)前滑槽植骨踝关节融合术:采用踝关节前路,暴露关节囊,进入踝关节。自胫骨远端前面,截取2 cm×6 cm长方形骨片,切除胫距骨间软骨,同时纠正踝关节畸形,用粗克氏针或斯氏钉暂时固定踝关节,然后于距骨颈及体部位开槽,以接纳胫骨骨片。将胫骨片下端插入距骨槽内,近端骨片嵌于胫骨槽内。骨片嵌于胫骨和距骨处分别用螺丝钉固定。自胫骨槽内取松质骨,填塞在踝关节前间隙,缝合伤口,石膏固定。

3.踝关节成形术

(1)手术指征:在适用于行踝关节融合的患者中,若踝关节周围韧带完整,距骨无缺血性坏死,也无明显的内翻或外翻畸形者,可考虑行人工踝关节置换术。

(2)禁忌证:①踝关节损伤性关节炎伴韧带损伤,距骨有20°以上内外翻畸形,解剖结构破坏,近期感染等;②类风湿踝关节炎,经长期激素治疗,明显骨破坏;③踝关节融合失败者;④距骨无菌性坏死。

五、踝关节不同类型骨折的治疗

(一)旋后-内收型

旋后-内收型踝关节损伤占踝关节损伤中的10%~20%,其中80%是Ⅰ度损伤,20%是Ⅱ度损伤。

1.非手术疗法

(1)闭合整复:对于Ⅰ度损伤,基本上都可采用手法闭合整复,石膏或小夹板外固定的方法来治疗。对于Ⅱ度损伤,除踝穴内上角压缩比较明显的患者外,大部分患者也可通过闭合复位外固定,达到较理想的治疗效果,一般很少需要手术治疗。

闭合整复方法:在坐骨神经阻滞麻醉下进行。患者平卧位,膝关节屈曲90°,使腓肠肌松弛,一助手握住患足小腿近端,另一助手站于患足远端,一手握足跟,一手握前足,在踝关节内翻轻度跖屈位缓缓用力进行对抗牵引,以纠正重叠移位,若牵引力量过猛,能加重外侧韧带损伤,术者用拇指分别自骨折端向上、下轻轻推挤内、外两踝,以解脱嵌入骨折端的韧带或骨膜,尤其是内踝在中部发生撕脱性骨折后,内侧韧带往往嵌入骨折线之间,阻碍骨折复位,影响骨折愈合。因内翻骨折多有内旋畸形,牵引患足的助手将足外旋,并同时改变牵引方向,将患足由内翻位牵引改为外翻位牵引。术者一手置踝关节外侧稍上方,一手置内踝及下方用力外翻以推内踝向外。将踝关节同时背伸至90°外翻位进行外固定。

固定方法:①若整复前踝关节肿胀不明显,整复后可用短腿管形石膏将足踝固定于90°外翻外旋位,2周后肿胀消退,石膏空隙较大时,可以拆除石膏,减轻外翻程度,将踝关节再次石膏外固定。至6周后去石膏摄X线片复查,若踝关节内上角无明显压缩性骨折,即可部分负重进行功能锻炼。若外踝为撕脱性骨折或单纯外侧韧带损伤,也可用外翻位U形石膏进行固定4~6周。如果整复前局部肿胀严重,出现张力性水疱或踝关节周围有外伤,整复后也可暂时用前后石膏托固定踝关节于90°外翻位,待肿胀消退或伤口愈合后更换管形石膏。②踝关节夹板外固定:常用的踝关节夹板主要是内、外翻夹板。内、外翻夹板由柳木制成,1套共4块,分前、后、内、外侧板。前侧板上至小腿中上段,下至距骨头部位,前侧板的下端塑成 45°向前弯曲,避免压迫踝关节前方。后侧板上至小腿中上段,下至跟骨结节水平,后侧板的下端塑成符合小腿后侧下段至跟骨结节部肢体的弧度,应用时可托起足跟。内、外侧板稍宽,固定以后可以控制足的内、外旋转活动,上至小腿中上段,下超足 3 cm,其下 1/3 塑成向内或向外的弧度,以适应内外翻固定时的需要,下端两角上方 1 cm 处,距边 1.5 cm 处,钻成直径 0.5 cm 的小孔,备穿小带子用。夹板的厚度均为 0.5 cm,单面内衬 0.5 cm 厚的海绵,外面裹布,4 块板皆上宽下窄,临床应用时,因肢体长度不一,共设计有 5 种型号的夹板。具体应用方法:整复以后,为避免压迫骨突部位,固定前于内外踝的上下置纸压垫,将踝关节置于 90°外翻位,先放内侧板,再放外侧板及后侧板,最后置放前侧板,先绑扎踝关节以上的 3 根布带,最后经足底将内外侧夹板下端的小带子交叉打结。夹板外固定可以随时调节松紧度,以免局部压迫或固定过松;可以随时透视摄片,透视时若骨折部位有偏差还可及时纠正;重量轻,整复固定后患者可持拐不负重活动。

(2)经皮穿针外固定:对于旋后-内收型Ⅱ度骨折,内外踝骨折后均有移位,手法闭合整复后骨折块不稳定者,也可采用经皮穿针交叉的固定方法。其操作过程应借助 X 光机在透视下进行。麻醉、体位同上闭合整复,先进行踝关节周围消毒、铺巾,然后闭合手法整复,骨折复位后,助手固定踝关节并维持骨折复位,术者持电钻,从外踝尖前侧进针向后上方穿入,跨越骨折线至后上方皮质为佳,再从外踝尖后侧向前上穿针,以防折块旋转。术毕将针尾折弯,包扎针眼。一般情况下外踝固定后内踝无需再固定。有时内踝折块不稳定而外侧仅为外侧韧带损伤,也可用同样方法固定内踝,固定内踝时穿针方向应朝向外上方。术毕前后石膏托固定于 90°外翻位,6 周后摄 X 线片骨折达临床愈合即可拔除钢针去掉外固定,并进行功能锻炼。本法临床应用比较简单,但不适合于折端粉碎者。外踝穿针时应注意,正常外踝轴线与腓骨干的纵轴相交成向内 10°~15°。钢针顺髓腔内固定时,容易使外踝内翻,而影响踝穴的宽度。

2.手术疗法

对于部分旋后-内收型Ⅱ度骨折,闭合复位不满意,应采用手术切开复位内固定。另外典型的旋后-内收型内踝骨折,由于距骨撞击所导致,踝穴内侧角常发生粉碎性骨折,手术时需摘除关节内碎骨块,以免将来形成关节内游离体而影响踝关节的活动。显露外踝的手术切口:起于外踝尖,沿其外侧骨嵴向上,至其所需要的长度,依次切开皮肤、皮下组织及筋膜层,即可显露出骨折端。显露内踝的切口:以内踝折端为中心做纵切口,切开皮肤、皮下,注意保护大隐静脉及其前属支,切开骨膜,即可显露出内踝骨折端,将内踝骨折块向远端翻转,即可显露出内侧关节腔,将足踝外翻,扩大关节间隙,取出关节内侧的碎骨块,然后进行复位内固定。

(1)外踝骨折内固定方法介绍以下 5 种。

克氏针交叉固定:对于外踝横断型骨折,复位后用巾钳维持折端稳定后,先从皮外穿入直径为 0.2 cm 克氏针 2 枚,分别从前下和后下斜向后上和前上,跨越骨折线进行交叉内固定,针尖以恰好穿过对侧骨皮质为宜,关闭切口后将针尾折弯,以防滑入。

"8"字张力带钢丝固定:旋后-内收型骨折,外踝通常为横形骨折,最适宜于用钢丝张力带固定。具体方法:显露骨折端后,先在骨折线近侧 1 cm 处,由前向后钻孔,然后将外踝复位,平行穿入两枚克氏针,克氏针自外踝尖端经骨折线进入腓骨髓腔内。用钢丝穿过骨折线近端并钻孔,钢丝两端在外踝外侧,跨越骨折线并交叉,再绕过外踝尖端两枚克氏针针尾,然后在外踝后面,两钢丝端扭紧固定,克氏针针尾折弯,缝合切口。

髓内穿针固定:髓内穿针是固定腓骨骨折的常用方法,适合于多种骨折类型。主要是维持骨折对线,但不能克服旋转及短缩。常用三角针、骨圆针或螺丝钉做髓内固定,除螺丝钉外均可采用逆行穿针或顺行穿针两种方法。髓内穿针固定过程中应注意保持外踝向外有 10°~15° 的倾斜,以免固定后踝穴变窄,影响踝关节的背伸功能。

螺丝钉固定:螺丝钉固定是治疗腓骨长斜形或螺旋形骨折的常用方法,对于外踝横断形骨折可采用纵向螺丝钉贯穿固定。具体方法:骨折复位后从外踝尖端的前外侧向后内方向钻孔,跨越骨折线后由腓骨近端后内侧穿出,采用长5~6 cm 的螺丝钉自外踝尖拧入,螺丝钉末端固定于腓骨的皮质骨上,使骨折端产生一定的压力,但是这样固定以后骨折端的抗旋转作用较小,术后还需依靠外固定维持一段时间。

钢板螺丝钉固定:钢板螺丝钉内固定多用于腓骨干骨折,现在解剖型钢板(腓骨 1/3 管状钢板、外踝钢板)的发明使钢板可以运用于各种类型的腓骨骨折,包括粉碎性骨折、外踝骨折。对于下胫腓联合及外踝部位固定的螺丝钉,选择时一定要长短合适,螺丝钉过长可使下胫腓联合之间持续存在一种分离的外力,固定外踝的螺丝钉过长,可以穿透内侧关节面,影响踝关节的活动,同时外踝部位宜用松质骨螺丝钉进行固定。具体固定方法,同长管状骨的钢板螺丝钉固定术。

（2）内踝骨折固定方法介绍以下 4 种。

克氏针交叉内固定：克氏针交叉内固定是治疗内踝骨折的常用方法，将内踝复位后用巾钳夹持远折端，维持骨折对位，然后用直径为 0.2 cm 的克氏针，针尖经皮穿入，若内踝为横断型骨折，用克氏钻从内踝尖上 0.3 cm 处，于内踝后内侧进针，针尖朝向前外上，经骨折线穿入胫骨内，再于内踝的前内侧进针，针尖朝向后外上，跨越骨折线以后穿入骨折端近侧内，两克氏针在折端附近形成交叉，折端稳定后于皮外将针尾折弯。对于旋后-内收型内踝垂直骨折，克氏针固定时无需从内踝尖进针，可以从胫距关节平面以上，内踝的内侧进针，进针方向较平，两克氏针平行固定也可。本方法的优点是方法简单，骨折愈合后可直接拔出克氏针，不需要再次手术切开取内固定。但内固定的钢针直径不宜太粗，否则容易导致远端骨折块的碎裂。

螺丝钉内固定：螺丝钉内固定治疗内踝骨折，适于内踝的横断、垂直及斜形骨折，但各种骨折的螺丝钉固定方向并不完全一致。若内踝骨折块较大，且骨折线垂直向上，可用 2 枚松质骨螺丝钉，平行贯穿固定，也可以交叉固定，有人建议将螺丝钉穿透对侧骨皮质，使折端产生较大的加压力量，螺丝钉的进入点可在胫距关节平面以上内踝的内侧。若内踝为斜行骨折，两枚螺丝钉可以经内踝尖向外上，跨越骨折线进行固定，螺丝钉可以平行，也可以交叉，但应注意防止骨折块向近侧移位，也有人采用一枚螺丝钉垂直于骨折面，固定到对侧皮质，另一枚螺丝钉在内踝尖端斜行向上进行固定。如果内踝折块较小且为横断时，常采用经内踝尖端朝外上用一枚螺丝钉进行贯穿固定，但其固定后防止旋转的作用较小，同时用螺丝钉固定时要注意，用力过猛过快时，容易使远折端碎裂，给固定造成困难。

"8"字张力带钢丝固定：主要适用于内踝横断型撕脱骨折，不适宜用于旋后-内收型内踝的斜形或垂直形骨折。具体方法同外踝张力带钢丝的固定方法。

钢板螺丝钉固定：比较适于内踝的长斜或垂直形骨折，对内踝的横断骨折较少采用。应用时多采用胫骨内侧有限接触钢板，应注意不要让远侧螺丝钉进入关节内，影响关节的活动。手术治疗的关键是复位内固定，但也不能忽视必要的外固定，内固定手术完毕后可用短腿前后石膏托固定踝关节于中立位 2 周，拆线后改为短腿管形石膏外固定，6 周后拆除石膏，摄 X 线片检查骨折愈合情况。对于旋后-内收型骨折，内、外踝均需手术内固定时，采用显露内侧关节后，先检查踝穴的内上角及关节内有无碎骨块，若有碎骨块应将其清除，然后复位并内固定内踝，最后再复位固定外踝，因旋后-内收型骨折，距骨向内移位，内踝复位并固定以后,可以防止距骨内移,胫距关节才能达到解剖复位。这与常规内外踝骨折时先复位固定外踝,然后复位固定内踝是有区别的。

3.功能锻炼

踝关节骨折复位固定后,即应加强未固定关节膝和足趾的伸屈活动,以利肢体血循环和消肿,复位固定 2～3 周后即应扶拐下床活动,虽不能负重,但有利于患者全身情况恢复和减轻精神负担。去固定后应加强踝关节各项自主活动功能锻炼和按摩活筋疗法。

(二)旋后-外旋型

旋后-外旋型骨折在踝关节损伤中最为常见,占 40%～70%。

1.治疗原则

(1) Ⅰ度损伤的治疗:对于单纯下胫腓联合前韧带损伤,一般采用中立位石膏外固定 4 周。如果断裂韧带不完全愈合,也不会影响踝关节功能,但如有滑膜挤入韧带的破损处,形成滑膜疝,则会产生疼痛,需将滑膜疝切除才能缓解。若有撕裂韧带断端嵌入下胫腓联合,则产生持续性疼痛和肿胀,也需手术修补或切除。如果发现韧带附着点撕脱骨折,为避免产生具有疼痛的骨不连接,主张手术固定。

(2) Ⅱ度损伤的治疗:Ⅱ度损伤占踝关节旋后-外旋型损伤的 1/3。外踝的骨折线一般起于胫距关节间隙水平,向后上方延伸。骨折通常无移位,有时仅在侧位 X 线片中才能显示出来,常易漏诊。Ⅱ度损伤比较稳定,仅需简单地固定即可,常采用行走石膏或夹板中立位固定 4～6 周。

(3) Ⅲ度损伤的治疗:Ⅲ度损伤占踝关节旋后-外旋型损伤的 1/4,与Ⅱ度损伤明显不同。伤后症状比较明显,周围组织有压痛,特别是伴有下胫腓联合后面的压痛。骨折后外踝向后向外向近侧移位。应积极予以治疗,可采用闭合手法整复透视下经皮穿针固定,也可手术切开复位。

(4) Ⅳ度损伤的治疗:Ⅳ度损伤占踝关节旋后-外旋型损伤的 40%,其主要特征是伴有踝关节内侧结构的损伤,其中内踝骨折占 4/5,而三角韧带断裂占 1/5。其治疗方法有手法闭合整复及手术切开复位两种。三角韧带损伤的诊断:在踝关节旋后-外旋型Ⅳ度骨折中,可伴有三角韧带的断裂,但因伤后踝关节往往会自动复位,X 线往往显示类似Ⅲ度或Ⅱ度旋后-外旋型损伤的类型。临床检查时若发现踝关节内侧肿胀,应想到三角韧带断裂的可能。踝关节内侧结构损伤后的肿胀,具有非常特殊的特征,可见到内踝部位明显肿胀,而其下方跟骨部位呈凹陷状。因而显得内踝处更肿胀,这是因为跟骨部位内侧皮质有纤维将皮肤连于跟骨内面,阻碍该处肿胀。临床怀疑有三角韧带断裂时,可在应力下摄片以帮助诊断,若在应力下摄片,显示距骨与内踝之间隙超过 3～4 mm,提示有三角韧带浅层及深层断裂。内踝骨折伴三角韧带断裂是旋后-外旋型Ⅳ度损伤中的特殊类型,一般内踝骨折,很少有三角韧带断裂,但个别患者既有内踝骨折,又有三角韧带断裂。临床中个别旋后-外旋型Ⅳ度骨折的患者,内外踝骨折虽经切开复位内固定以后,术中摄片检查仍显示距骨与内踝间的间隙明显增宽,距骨仍有向外移位,探查内侧间隙发现有三角韧带深层断裂。仔细分析术前 X 线片可以发现,内踝骨折块较小,骨折线低于胫距关节水平间隙,骨折块主要是内踝的前丘部。所以附着于前丘部的三角韧带浅层是完整的。若内踝前丘部骨折后,距骨明显向外移位,就说明附着于内踝后丘部的三角韧带深层断裂。手术过程中仅固定内踝前丘部骨折块而不修补断裂的三角韧带深层,距骨必然仍会向外移位。临床中遇到内踝前丘部骨折伴距骨向外移位的患者,手术固定内踝前丘部时,应注意检查三角韧带深层是否断裂。三角韧带深层解剖部位较深而偏后,且有胫后肌腱覆盖。手术时需切开胫后肌腱腱鞘,牵开胫后肌腱,才能发现三角韧带深层的断裂部位。

2.治疗方法

(1)非手术疗法,如闭合手法整复、经皮穿针固定。

1)闭合手法整复:对于旋后-外旋型Ⅰ度、Ⅱ度损伤,仅行短腿管形石膏外固定踝关节于中立位 4～6 周,无需手法整复,手法整复主要是对Ⅲ度、Ⅳ度骨折,整复的时间应于伤后越早越好。

整复方法:在坐骨神经阻滞麻醉下进行。患者平卧位,屈膝 90°,两助手分别牵拉小腿及患足,在足内翻外旋位轻度跖屈缓缓用力进行牵引,以解脱骨折端的嵌插,恢复腓骨的长度,然后将踝关节改为中立位牵引,术者将胫骨下端向后压,同时提足跟部向前,纠正因后踝骨折造成的距骨向后脱位;助手内旋患足纠正外旋畸形,同时牵引患足用力外翻,并维持外翻位牵引,术者用拇指推腓骨远折端向下、向前使其复位,推挤后踝折块向下;再于内侧内踝的折端向上、向下推挤,防止折端软组织嵌入,然后推内踝折块向内后复位。有时内踝折块较小,复位较困难。若内侧三角韧带断裂后嵌入内侧间隙,也会影响距骨及外踝复位。当后踝骨折块较大时,不能以推前足背伸使向后脱位的距骨复位,由于后踝折块较大,又由于跟腱牵拉,后踝部位失去支点,单纯背伸前足时不能达到后踝骨折的复位,反可能使距骨向后上方脱位,而应自跟骨后侧向前推拉足部,并同时将胫骨下端向后方推移,始可达到后踝骨折的复位。手法使骨折复位后,于踝关节背伸 90°足部内旋位进行固定。

固定方法：①小夹板外固定，闭合手法整复完毕后，可采用超踝夹板于踝关节中立位进行固定。超踝夹板的内外侧板于内、外踝处有一向侧方凸出的弧度，以适应踝关节生理弧度的需要，其长度超出足底 4 cm。固定时后侧板一定要托起足跟，防止距骨向后再移位。②石膏外固定，骨折复位后，将前足内旋，踝关节于背伸 90°位进行石膏外固定；若后踝折块较小，可用 U 形石膏外固定，若后踝折块较大，可行短腿前后石膏托或短腿管形石膏外固定，以控制足部跖屈，防止后踝折块重新移位。

2)经皮穿针固定：仅适合于内踝骨折块较大者。因为旋后-外旋型损伤外踝骨折为长斜形或螺旋形，闭合穿针比较困难；后踝骨折若折块较小不需要穿针固定，折块较大时也可采用经皮穿针固定，其穿针方向可以平行也可以交叉，但因后踝折块部位较深，穿针过程中又需要持续维持骨折对位，相对比较麻烦。内踝骨折的具体穿针方法，同旋后-内收型内踝经皮穿针法。穿针后仍需要外固定来维持骨折对位。

（2）手术疗法：手术切开复位内固定是治疗旋后-外旋型损伤的常用方法。双踝骨折在做内固定或修复前，应先暴露内外侧损伤组织，不能一侧手术完成后再暴露另一侧。如内踝为近基底部骨折，术中注意探查关节内有无碎骨块，清除折端嵌夹的软组织。如果合并有三角韧带深层断裂，需要手术修补，为了手术方便及显露清楚，应先将缝线穿过三角韧带深层的两断端，暂不打结，等外踝骨折复位固定以后，距骨也已复位，再将三角韧带深层的缝线进行打结。在旋后-外旋型损伤中，如下胫腓联合韧带未完全断裂，腓骨近端与胫骨之间有骨间韧带及骨间膜相连，固定重建腓骨的连续性以后，胫腓骨即恢复正常的解剖关系，不必要常规固定下胫腓联合。若因术中广泛剥离腓骨的近端导致下胫腓联合明显不稳定，或有些患者系腓骨高位骨折，伴有下胫腓联合损伤；在腓骨骨折固定以后，用巾钳夹住外踝向外牵拉，外踝若有过度移动，表示下胫腓联合仍有分离，且不稳定，需要贯穿下胫腓联合进行固定。

在旋后-外旋型Ⅲ度损伤中，后踝骨折多数表现为胫骨后唇撕脱骨折。后踝骨折块与距骨仅有关节囊相连，而腓骨与后踝骨折块有下胫腓后韧带牢固的联结，外踝骨折良好的复位，后踝折块也随之自动复位。如果后踝折块大于胫骨下端负重关节面的 1/4～1/3 时，闭合手法整复不成功者，则必须切开复位内固定，手术时应先固定后踝骨折，再复位固定外踝。

1)腓骨骨折固定方法,将常用固定方法介绍如下。

螺丝钉内固定:单纯用螺丝钉固定长管状骨的适应证是骨折线的长度是骨直径的2倍。旋后-外旋型损伤外踝骨折系冠状面斜行骨折,可用松质骨螺丝钉在前后方向上加压固定。具体方法是按手术常规显露外踝骨折部位,骨折解剖复位以后,用巾钳维持折端稳定,然后用螺丝钉固定折端,使骨折断端之间产生压力,用2枚松质骨螺丝钉加压固定。固定时螺丝钉与骨折面垂直,可以产生最大的骨折内压力。如果要用1枚螺丝钉固定,螺丝钉的方向应在垂直骨折面与垂直长轴的两个方向之间。

钢板螺丝钉内固定:是目前最常用的内固定方法。手术常规显露腓骨下端骨折部位以后,将骨折解剖复位,用外踝解剖钢板螺丝钉固定,下端螺丝钉应注意,不可过长,以免穿入下胫腓联合关节内及距骨与外踝的关节内,影响踝关节的伸屈活动。

钢丝环扎固定:手术显露骨折断端并复位以后,钢丝在骨膜外穿过,于骨折线的范围将腓骨扎紧,可用2～3根钢丝进行环扎固定。这种固定方法的固定强度大于螺丝钉固定,且手术时少剥离骨膜及周围软组织,钢丝环扎和髓内针固定还可同时联合应用。钢丝环扎的适应证是骨折线的长度是骨横径的2倍。

以上固定方法,主要适用于腓骨远端的长斜形或螺旋形骨折。

2)内踝骨折固定方法分别作以下介绍。

松质骨螺丝钉固定:按手术常规显露骨折端及内踝尖部,在三角韧带浅层垂直切开一小块骨膜,清除骨折断端间软组织及关节内小碎骨块,直视下将骨折复位,用巾钳暂时固定,然后自内踝尖向骨折端钻孔,近端骨质较松,钻孔不必太深,螺丝钉也不必穿过胫骨对侧皮质。但若是胫骨骨质疏松时,应固定到对侧皮质。为了使断端间产生压力,可选用松质骨螺丝钉进行加压固定。为了防止固定后内踝旋转,也可用2枚螺丝钉平行固定,若是骨折块较小,不能容纳2枚螺丝钉,则可用1枚松质骨螺丝钉,另1枚用较细的螺丝钉或克氏针进行固定,但螺丝钉不可加压过大,否则将造成远折端碎裂。在采用螺丝钉固定内踝过程中,应将踝关节置于90°位,如果踝关节在跖屈位,使距骨体狭窄部位进入踝穴内,则内踝可能会向关节内移位,固定以后将影响踝关节背伸功能。

"8"字张力带钢丝固定:"8"字张力带钢丝固定的适应证是内踝骨折块较小或骨折部位骨质疏松,难以用螺丝钉加压固定者。具体方法是按手术常规显露骨折部位,在距离骨折线近侧1cm的胫骨上由前向后钻孔,然后将骨折复位,用两根平行克氏针贯穿骨折端固定;将钢丝穿过近端所钻骨孔,两端在内踝表面交叉,然后绕过内踝尖端克氏针的深面,将两端钢丝扭紧,使骨折端产生压力,有利于骨折的愈合;最后将内踝尖部克氏针针尾折弯。

3)后踝骨折固定方法:固定外踝前先暴露和固定后踝。切口起于外踝尖平面,向上在外踝处做一8 cm的纵切口。切开皮肤、皮下组织及筋膜后,向两侧牵开,显露腓骨长短肌腱和外踝折端,然后用骨膜剥离器在外踝骨膜下作钝性剥离,将外踝远端翻向后外侧,保留踝关节外侧韧带,再用骨膜剥离器在胫骨下缘骨膜下作钝性剥离,显露胫骨远端后缘后踝骨折块。显露出后踝骨折块以后,推足跟向前,并背伸踝关节,将后踝骨折块向下推送使其复位,在维持骨折复位的同时,于骨折块的中上部和中下部各拧入一枚松质骨螺丝钉加压固定,防止折块的旋转及移位。也可采用两枚克氏针进行平行或交叉固定,针尾留于皮外折弯,为了取钉方便,可从胫骨远端前侧打入螺丝钉。或使用可吸收螺丝钉固定,避免二次创伤。

旋后-外旋型后踝骨折手术复位内固定后,可采用前后石膏托固定于踝关节背伸90°位,足稍内旋,2周后拆线更换短腿管形石膏,6~8周后去石膏,摄X线片了解骨折愈合情况。

3.功能锻炼

踝关节骨折复位固定后,即应加强未固定的关节膝和足趾的伸屈活动,以利肢体血循环和消肿,复位固定2~3周后即应扶拐下床活动,虽不能负重,但有利于患者全身情况恢复和减轻精神负担。去固定后应加强踝关节各项自主活动功能锻炼和按摩活筋疗法。

(三)旋前-外展型

旋前-外展型踝关节损伤占所有踝关节损伤的5%~21%。

1.非手术治疗

旋前-外展型骨折,大多数都可以通过闭合手法整复外固定,获得满意的治疗结果,一般很少需要手术治疗。

(1)闭合手法整复,是该类型骨折优先选择的方法。

整复方法:旋前-外展型损伤,主要是由外翻外力所造成,骨折移位不多,闭合手法整复相对容易。具体方法:患者仰卧,麻醉生效后,屈膝后上、下对抗牵引,先外翻位缓缓用力进行牵引,然后踝关节内翻,术者用两拇指推外踝向内,余指在内侧扳胫骨下段向外,以矫正侧方移位。若合并胫骨下端前结节撕脱性骨折时,术者用拇指在胫骨前缘外侧下胫腓联合处,用力反复向下方推挤,并用力扣挤下胫腓联合,使其复位,于踝关节背伸 90°内翻位进行外固定。

外固定方法:①小夹板外固定,采用踝关节内翻夹板进行固定,效果一般较好;②石膏外固定,可采用 U 形石膏内翻位固定,也可采用短腿管形石膏固定。外固定的时间一般为 6 周。

(2)经皮穿针:旋前-外展型损伤,大多数腓骨骨折因位置稍高,且外侧有一三角形骨块,一般较少采用经皮穿针的方法进行固定。后踝骨折因折块较小,一般外踝复位时后踝也随之复位,且比较稳定,很少需要穿针固定。此型损伤的内踝骨折,因骨折块较大且为横断型,比较适合应用经皮撬拨穿针固定。其操作过程应借助 X 光机在透视下进行。麻醉、体位同上,先进行踝关节周围消毒、铺巾,然后闭合手法整复,骨折复位后,助手固定踝关节并维持骨折复位,术者持电钻,从外踝尖进针顺骨髓腔进入,跨越骨折线至腓骨近端,术毕将针尾折弯,包扎针眼。用同样方法固定内踝,固定内踝时穿针方向应朝向外上方。术毕前后石膏托固定于 90°中立位,6 周后摄 X 线片,骨折达临床愈合即可拔除钢针去掉外固定,进行功能锻炼。本法临床应用比较简单,但不适合于折端粉碎者。外踝穿针时应注意,正常外踝轴线与腓骨干的纵轴相交成向内 10°～15°角。

2.手术治疗

(1)腓骨骨折固定方法是手术治疗最常用方法。

钢板螺丝钉固定:旋前-外展型损伤,因外踝骨折线多为短斜形或外侧有一碎骨块,多可采用 1/3 管状钢板螺丝钉进行固定。

螺丝钉固定:若外踝骨折线在胫距关节间隙近侧 1 cm 处,且近折端韧带损伤不严重而比较稳定,若有小碎骨折块也很少分离,复位后可采用螺丝钉固定。螺丝钉固定的位置,应在胫距关节间隙水平,从腓骨外侧皮质进钉,螺丝钉方向应向上倾斜 25°,斜穿下胫腓联合,直达胫骨内侧皮质,将腓骨正确固定于腓切迹内,稳定断端以利愈合。因这种固定方法能够限制下胫腓联合的生理活动,应于外踝骨折愈合后尽早去除螺丝钉。

"8"字张力带钢丝固定:适合于外踝骨折线在胫距关节间隙水平。具体方法:显露骨折端后,先在骨折线近侧 1 cm 处,由前向后钻孔,然后将外踝复位,平行穿入 2 枚克氏针,克氏针自外踝尖端经骨折线进入腓骨髓腔内。用钢丝穿过骨折线近端钻孔,钢丝两端在外踝外侧,跨越骨折线并交叉,再绕过外踝尖端两枚克氏针针尾,然后在外踝后面,两钢丝端扭紧固定,克氏针针尾折弯,缝合切口。

(2)内踝骨折固定方法:旋前-外展型损伤,因内踝骨折线为横断形,可采用多种固定方法,如螺丝钉贯穿、张力带钢丝、克氏针交叉、钢板螺丝钉固定等。此型损伤伴有后踝撕脱骨折,骨折块一般很小,不波及胫骨下端负重关节面,不影响踝关节的稳定性,基本上不需要手术复位内固定。

旋前-外展型骨折手术后,应将踝关节置于背伸 90°位进行石膏外固定,若合并有三角韧带损伤,应将踝关节置于背伸 90°内翻位进行外固定。一般术后先用前后石膏托外固定,这样便于换药及拆线,2 周拆线后改为短腿管形石膏外固定。术后石膏外固定的时间是 6～8 周。

3.功能锻炼

踝关节骨折复位固定后,应加强未固定关节膝和足跖的伸屈活动,以利肢体血循环和消肿,复位固定 2～3 周后即应扶拐下床活动,虽不能负重,但有利于患者全身情况恢复和减轻精神负担。去固定后应加强踝关节各项自主活动功能锻炼和按摩活筋疗法。

(四) 旋前-外旋型

1.非手术疗法

(1)闭合手法整复:对于旋前-外旋型Ⅰ度、Ⅱ度损伤,一般均可通过闭合手法整复,夹板或石膏外固定,而达到较好的治疗效果,大多数Ⅲ度损伤也可采用闭合手法复位,达到预期治疗目的。Ⅳ度损伤因后踝折块较大,闭合手法复位相对困难。

闭合整复方法:坐骨神经、股神经阻滞麻醉,患者仰卧位,屈膝 90°,两助手分别握患肢小腿及患足,先外翻跖屈位进行牵引,分离骨折面,缓解折端嵌夹软组织,恢复腓骨长度和胫骨后唇向近侧的移位,然后背伸踝关节,托足跟牵拉前足向前牵引,压胫骨远端向后,纠正距骨向后的半脱位,纠正外踝和后踝的向后移位;内旋患足,纠正距骨和腓骨的外旋,用手掌内外扣挤,使分离的下胫腓联合复位,同时推内踝向后以纠正内踝前移,最后将踝关节内翻,防止距骨向外移位及倾斜,于踝关节内翻背伸 90°位进行固定。

固定方法:①石膏外固定,旋前-外旋型损伤腓骨的短斜形骨折比长斜形骨折容易复位,复位后也相对容易维持。旋前-外旋型Ⅳ度损伤因伴随广泛的软组织损伤,具有潜在的不稳定性,因而闭合复位后不能维持骨折块的位置,为了防止石膏固定后小腿的旋转,并确保复位后的良好位置,石膏应超过膝关节固定,3 周后折端相对稳定,可更换小腿石膏。也有整复后用 U 型石膏固定踝关节于内翻内旋背伸 90°。②小夹板外固定,闭合手法整复成功后,用踝关节内翻夹板进行固定,固定后应经常检查固定夹板的布带是否松弛,因旋前-外旋型Ⅲ度、Ⅳ度损伤极不稳定,若夹板固定过松,容易使骨折块重新移位,另外应注意避免夹板固定后患足外旋。

(2)经皮穿针固定:旋前-外旋型Ⅲ度、Ⅳ度损伤,闭合手法整复后若不稳定,临床中可采用闭合穿针。腓骨因骨折位置偏上,穿针时可以外踝尖进针,顺髓腔贯穿骨折端进行固定,靠外固定控制其旋转。内踝骨折复位困难,骨折断端之间有软组织嵌夹而分离较远者,可行经皮撬拨复位,克氏针交叉固定,一般固定后折端较稳定。后踝折块较大且完整时,也可采用经皮撬拨复位,撬拨时应注意,因后踝折块向上移位,撬拨钢针不容易进入骨折端向下推移后踝折块,可用一稍粗的钢针经皮外直接穿入后踝折块内,然后向下推送钢针,通过力量的传导,使后踝折块向下复位,此钢针可不必拔出,直接进入胫骨远端进行固定,最后再穿入1枚细克氏针与前1钢针平行进行固定,防止折块旋转。针尾折弯,前后石膏托固定。

2.手术治疗

旋前-外旋型Ⅲ度、Ⅳ度损伤中的一部分患者,因周围组织损伤严重,手法整复后折块很不稳定,或手法复位不能成功;内侧三角韧带断裂后嵌入距骨与内踝之间,影响距骨复位者;均需要行切开复位内固定术。手术时应同时显露内、外侧结构,内踝骨折可先清除嵌夹在折端的软组织,如三角韧带断裂,应将缝线贯穿两断端暂不打结,待外侧固定以后再拉紧内侧缝线打结。

(1)腓骨骨折的固定:腓骨骨折的治疗是治疗踝部旋前-外旋型骨折的关键。

髓内穿针固定:主要适用于腓骨短斜形骨折。有逆行穿针和顺行穿针两种方法。逆行穿针方法简单,但应注意保持外踝的生理外翻角度,以免影响踝关节功能。顺行穿针时因外踝有向外15°的生理外翻角,应先在外踝外侧钻一成15°的通道,将固定腓骨的钢针远端折弯成15°的弧度,然后插入腓骨远端,至钢针尖触及腓骨对侧皮质后,旋转钢针避开对侧皮质,继续插入,直至跨过骨折端,针尾折弯。

螺丝钉固定:对于腓骨长斜形骨折或螺旋形骨折,骨折线长度是腓骨直径的2倍或2倍以上时,可用2～3枚螺丝钉跨越骨折线进行固定。

钢丝环扎固定:适用于腓骨长斜形或螺旋形骨折。环扎固定时至少要用2根钢丝,分别环扎骨折线的远近端,才能起到稳定作用。

钢板螺丝钉固定:适用于腓骨的长斜形、短斜形或螺旋形骨折,钢板固定时多置放于腓骨的外侧,要求螺丝钉固定一定要在骨折线的两端,避免进入骨折端,影响骨折愈合。

(2)内踝骨折的固定:旋前-外旋型损伤内踝骨折切开复位内固定的方法,同旋后-外旋型骨折内踝骨折的固定方法,骨折块较大时使用松质骨螺丝钉固定或双钢针交叉固定;折块较小或骨折块骨质疏松时,用"8"字张力带钢丝固定。内侧三角韧带断裂,断端嵌入内踝与距骨的关节间隙内时,常常影响距骨复位,手术时应注意探查踝关节内侧间隙,三角韧带需要手术修补,为了手术方便及显露清楚,应先将缝线穿过三角韧带深层的两断端,或于骨性止点处钻孔,暂不打结,等外踝骨折复位固定以后,距骨也已复位,再将三角韧带深层的缝线进行打结。最后缝合三角韧带前浅层。

(3)后踝骨折的固定:旋前-外旋型Ⅳ度损伤中常合并有后踝骨折,其后踝骨折一部分是由于下胫腓后韧带的牵拉所造成的撕脱性骨折,多数是因距骨直接撞击后踝形成骨折,后踝骨折块多半超过胫骨下端负重关节面的1/4,是造成踝关节不稳定的直接因素。对于后踝骨折的治疗应以手术复位内固定为主,固定外踝前先复位固定后踝。第一,切口及显露:起于外踝尖平面,向上在外踝处做一8 cm的纵切口。切开皮肤、皮下组织及筋膜后,向两侧牵开,显露腓骨长短肌腱和外踝折端,然后用骨膜剥离器在外踝骨膜下作钝性剥离,将外踝远端翻向后外侧,保留踝关节外侧韧带,再用骨膜剥离器在胫骨下缘骨膜下作钝性剥离,显露胫骨远端后缘后踝骨折块。第二,复位及固定:显露出后踝骨折块以后,推足跟向前,并背伸踝关节,将后踝骨折块向下推送使其复位,在维持骨折复位的同时,于骨折块的中上和中下部各拧入1枚松质骨螺丝钉加压固定,防止折块的旋转及移位。也有采用2枚克氏针进行平行或交叉固定,针尾留于皮外折弯,为了取钉方便,可从胫骨远端前侧打入螺丝钉,也可考虑使用可吸收螺丝钉固定,避免二次创伤。复位内固定后,可采用前后石膏托固定于踝关节背伸90°位,足稍内旋,2周后拆线更换短腿管形石膏,6~8周后去石膏,摄X线片了解骨折愈合情况。

(4)下胫腓联合分离的治疗:在旋前-外旋型骨折中,腓骨骨折多发生在腓骨的中、下1/3处,常合并下胫腓联合分离,治疗时若腓骨骨折和内踝骨折能够解剖复位和牢固内固定,大多数下胫腓分离能够自行恢复到正常的解剖位置,不需要单独内固定下胫腓联合,在Ⅲ度损伤中,下胫腓后韧带和部分骨间韧带未完全损伤,腓骨及内踝复位固定后,下胫腓联合即可复位,且能保持稳定性,下胫腓联合韧带和骨间韧带即可自行修复,不需要特殊处理;但在腓骨骨折固定及下胫腓联合复位以后,一定要在直视下向外牵拉外踝,检查下胫腓联合是否稳定。当腓骨骨折发生在腓骨中段以上时,因维持下胫腓稳定的下胫腓前、后韧带、骨间韧带及骨间膜广泛损伤,腓骨骨折即使牢固地固定以后,下胫腓联合仍可能不稳定。在Ⅳ度损伤中,下胫腓联合韧带完全撕裂,腓骨骨折固定以后,有时下胫腓联合仍存在着明显活动,可以用普通螺丝钉横行贯穿腓骨及下胫腓联合,固定于胫骨上,待骨折愈合及韧带修复后应尽早去除内固定的螺丝钉,以免因下胫腓联合固定时间长而影响踝关节背伸功能。

旋前-外旋型骨折术后,应将踝关节置于背伸90°位,足稍内旋进行外固定,若合并有三角韧带损伤,应将踝关节置于背伸90°内翻位进行外固定。一般术后先用前后石膏托外固定,可以方便换药及拆线,2周后改为短腿管形石膏外固定。对于腓骨中、上段骨折,石膏固定时应超过膝关节。术后外固定6～8周即可达到骨折临床愈合。

3.功能锻炼

踝关节骨折复位固定后,即应加强未固定关节膝和足趾的伸屈活动,以利肢体血循环和消肿,复位固定2～3周后即应扶拐下床活动,虽不能负重,但有利于患者全身情况恢复和减轻精神负担。去固定后应加强踝关节各项自主活动功能锻炼和按摩活筋疗法。

(五)垂直压缩型

胫骨远端的爆炸骨折,是当前临床上较难处理的骨折,若伴有软组织损伤更加重了治疗的难度。治疗分为保守与手术治疗两类,应按损伤后皮肤条件,骨折范围和其他部位损伤,选择不同的治疗方法。

1.保守治疗

只适合骨折无移位或不能承受手术的患者。

(1)闭合复位后石膏固定:其缺点为不能保持复位后的长度,以及不能早期操练关节活动。

(2)经皮穿针并石膏固定:具体操作方法是患者在神经阻滞麻醉或腰麻下进行,患者仰卧整复床上,常规准备完毕,透视下将骨折尽可能手法复位,用多枚克氏针经皮穿针固定,穿针后用石膏固定。

(3)骨骼牵引(即跟骨牵引):作为治疗方法之一,适用于胫骨中央关节面未受到挤压,通过跟骨牵引可以改善和恢复踝关节的力线与骨折块的排列,有利于关节功能的恢复。一般牵引6～8周。其优点为踝关节可以早期活动,方法简便,对于开放骨折便于换药。缺点为不能起床活动,关节面复位不全。对于伴有广泛软组织损伤,手术必须延期的患者,可以先行牵引作为过渡性治疗,待条件改善后二期手术。

2.手术治疗

手术治疗要达到以下4个目的:①恢复胫骨下关节面;②修复维持胫骨内侧

的支持;③修复骨缺损;④维持腓骨的长度与稳定。

(1)有限切开复位内固定:优点为软组织剥离范围小,骨折间接复位;可以结合骨片间螺丝钉固定,避免使用厚的钢板;皮肤坏死机会减少,感染减少;可以一期闭合伤口;在粉碎性骨折可不用钢板固定。

(2)切开复位内固定:对低能量的胫骨远端的爆炸骨折可以获得良好的效果。方法如下:首先将腓骨骨折复位,用钢板螺丝钉固定,以保持肢体长度有利于关节面复位,保持伤肢轴线;再将胫骨远端骨折复位,干骺端缺损,植骨填充;骨干用胫骨远端外侧"L"形钢板螺丝钉固定。

(3)采用有限内固定结合外固定:常用为 Hybrid 外固定法,其治疗遵从生物学原则,强调保护软组织、有限剥离以及间接复位。治疗中应注意以下方面:①利用外固定器在胫骨与跟骨的反向牵引、腓骨钢板固定,恢复肢体长度;②再造干骺端的方法,包括关节面的大干骺端骨块切开复位内固定,植骨填充缺损;③干骺至骨干中和固定,可用钢板固定胫骨远端,或内固定结合外固定。

3.功能锻炼

踝关节骨折复位固定后,即应加强未固定关节膝和足趾的伸屈活动,以利肢体血循环和消肿,复位固定 2～3 周后即应扶拐下床活动,虽不能负重,但有利于患者全身情况恢复和减轻精神负担。去固定后应加强踝关节各项自主活动功能锻炼和按摩活筋疗法。

第六节　踝关节脱位

一、概述

胫、腓、距三骨构成了踝关节,距骨被内、外、后三踝包围,由韧带牢固固定在踝穴中。内侧的三角韧带起于内踝下端,呈扇形展开,附着于跟骨、距骨、舟骨等处,主要功能是防止足过度外翻。由于三角韧带坚强有力,常可因足过度外翻,牵拉内踝造成内踝撕脱性骨折。外侧韧带起于外踝尖端,止于距骨和跟骨,分前、中、后三束,主要功能是防止足过度内翻。此韧带较薄弱,当足过度内翻时,常可导致此韧带损伤或断裂,亦可导致外踝撕脱性骨折。下胫腓韧带紧密联系于胫腓骨下端之间,把距骨牢固地控制在踝穴之中,此韧带常在足极度外翻时断裂,造成下胫腓联合分离,使踝距变宽,失去生理稳定性。

根据是否有创口与外界相通,常可分为闭合性脱位和开放性脱位。闭合性脱位根据脱位的方向不同,可分为踝关节内侧脱位、外侧脱位、前脱位、后脱位。一般以内侧脱位较为常见,其次为外侧脱位和开放性脱位,后脱位少见,前脱位则极罕见。单纯脱位极为少见,多合并骨折如内、外踝和胫骨前唇或后踝骨折。

二、病因、病理

(一)内侧脱位

内侧脱位多为间接暴力所引起,如扭伤、自高处跌下,足的内侧先着地,或走凹凸不平道路,或平地滑跌,使足过度外翻、外旋致伤,常合内、外踝骨折。

(二)外侧脱位

外侧脱位多为间接暴力所引起,如扭伤、自高处跌下,足的外侧先着地,或行走凹凸不平道路,或平地滑跌,使足过度内翻、内旋而致伤,常合并内、外踝骨折。其机制与内侧脱位相反。

(三)前脱位

前脱位为间接或直接暴力所引起,如自高处跌下,足跟后部先着地,身体自前倾而致胫骨下端向后错位,形成前脱位。或由于推跟骨向前,胫腓骨向后的对挤暴力,可致踝关节前脱位。

(四)后脱位

后脱位见于足尖或前足着地,由后方推挤胫腓骨下端向前。或由高处坠下,前足着地,身体向后倾倒,胫腓骨下端向前翘起,而致后脱位,常合并后踝骨折。

(五)开放性脱位

开放性脱位多由压砸、挤压、坠落和扭绞等外伤所致。其开放性伤口多表现为自内向外,即骨折的近端或脱位之近侧骨端自内穿出皮肤而形成开放性创口,其伤口多污染重,感染率相对增高。

三、诊断

(一)临床表现及 X 线检查

(1)内侧脱位:伤踝关节肿胀、疼痛、瘀斑,严重者可伴有水疱,踝关节功能丧失,足呈外翻、内旋,内踝不高突,局部皮肤紧张,外踝下凹陷,明显畸形。内、外踝骨折或下胫腓韧带撕裂。X 线检查可见距骨及其以下向内侧脱出,常合并内、外踝骨折。

（2）外侧脱位：伤踝关节肿胀甚者起水疱、疼痛、瘀斑，踝关节功能丧失，足呈内翻、内旋，外踝下高突，内踝下空虚，明显畸形，局部皮肤紧张。若合并内、外踝骨折则肿胀、疼痛更甚，伴下胫腓韧带撕裂，则下胫腓联合分离。X线检查可见距骨及其以下向外侧脱出，内、外踝骨折，下胫腓韧带撕裂者，则见胫腓间隙增宽。

（3）前脱位：伤踝关节肿胀、疼痛，踝关节功能障碍，足呈极度背伸，不能跖屈，跟腱两侧有胫腓骨远端的骨性突起，跟骨向前移，跟腱紧张，常合并胫骨前唇骨折。X线检查可见距骨及其以下向前脱出，或合并胫骨前唇骨折。

（4）后脱位：伤踝关节肿胀、疼痛，踝关节功能障碍，足跖屈，跟骨后突，跟腱前方空虚，踝关节前方可触及突出的胫骨下端，而其下方空虚，常伴后踝骨折。X线检查可见距骨及其以下向后脱出，或合并后踝骨折。

（5）开放性脱位：踝关节肿胀、疼痛，踝关节功能障碍，局部有渗血，伤口多位于踝关节内侧，一般为横形创口，严重者骨端外露，伤口下缘的皮肤常嵌于内踝下方，呈内翻内旋，外踝下高突，内踝下面空虚。X线检查可提示移位的方向及是否合并骨折。

（二）诊断

根据外伤史，典型的临床表现，X线检查即可确诊。

四、治疗

（一）外治法

1.手法复位

（1）内侧脱位：患者取患侧卧位，膝关节半屈曲，一助手固定患肢小腿部，将小腿抬起。术者一手持足跗部，一手持足跟，顺势用力牵引，并加大畸形，然后用两手拇指按压内踝下骨突起部向外，其余指握足，在维持牵引的情况下，使足极度内翻、背伸，即可复位。

（2）外侧脱位：患者取健侧卧位，患肢在上，膝关节屈曲，一助手固定患肢小腿部，将小腿抬起。术者一手持足跗部，一手持足跟，顺势用力牵引，并加大畸形，然后用两手拇指按压外踝下方突起部向内，其余指握足，在维持牵引的情况下，使足极度外翻，即可复位。

（3）前脱位：患者仰卧位，膝关节屈曲，一助手双手固定患肢小腿部，将小腿抬起。术者一手握踝上，一手持足跖部，顺势用力牵引，持踝上之手提胫腓骨下端向前，握足跖的手使足跖屈，向后推按即可复位。

（4）后脱位：患者仰卧位，膝关节屈曲，一助手双手固定患肢小腿部，将小腿抬起。一助手一手持足跖部，一手持足跟部，两手用力牵引，加大畸形。术者用力按压胫腓骨下端向后，同时牵足的助手在牵引的情况下，先向前下提牵，再转向前提，并略背伸，即可复位。

2.固定

（1）内侧脱位：超踝塑形夹板加垫，将踝关节固定在内翻位。单纯性脱位固定 3 周，合并骨折固定 5 周。

（2）外侧脱位：超踝塑形夹板加垫，将踝关节固定在外翻位。单纯性脱位固定 3 周，合并骨折固定 5 周。

（3）前脱位：石膏托固定踝关节于稍跖屈中立位 3～4 周。

（4）后脱位：石膏托固定踝关节于背伸中立位 4～6 周。

（二）内治法

伤后 6～8 小时内，宜彻底清创，常规肌内注射破伤风抗毒素 1 500 U，复位后对合并骨折进行内固定，争取一期缝合闭合伤口。为早期开始关节功能活动创造条件，缩短了患肢功能恢复时间。

第六章

骨关节缺血性疾病

第一节　儿童股骨头坏死

儿童缺血性无菌性股骨头坏死是发生于儿童股骨头近侧头骺的无菌性缺血性坏死,又称儿童股骨头坏死。本病患儿最先出现膝痛、髋关节痛,步行不便或跛行,患髋不能屈伸、内收。儿童股骨头缺血性坏死是一种自限性疾病,病变部位在股骨头的骨化中心,它的特征是股骨头缺血及不同程度骨坏死,而骨的坏死与修复又同时进行,骨质最后能完全恢复正常,但骨骼的形态留有不同程度的畸形。该病多发于2~12岁儿童,大约80%发于4~9岁。多为单侧发病,双侧病变只占12%左右。病因尚不清楚,通常认为与遗传因素、股骨头血供特点、创伤、内分泌因素、环境因素等因素相关,其治疗方法很多,治疗后容易出现股骨头畸形、包容不好、短缩等后遗症,致残率较高。

一、诊断

(一)临床表现

起病隐匿,初期症状很轻,往往被患儿和家长忽视。只是由于其他原因摄片时才发现,或个别直到成年后发生骨性关节炎时才就诊。跛行和患髋疼痛是本病的主要症状。跛行为典型的疼痛性跛行步态,即患儿为缓解疼痛所采取的保护性步态,主述的疼痛部位常在腹股沟部、大腿内侧和膝关节。跑步或行走过多时,可使疼痛加重,休息后明显减轻。

查体可发现髋关节各个方向活动均有不同程度的受限,尤其外展和内旋活动受限明显,而且髋关节活动能诱发疼痛。早期髋关节周围肌肉出现痉挛和轻度萎缩,髋关节前方可有深压痛,并出现轻度屈曲和外展畸形。晚期可有髋关节积液。

(二)辅助检查

X线检查是临床诊断股骨头缺血性坏死的主要手段和依据。定期投照双髋关节正位和蛙位X线片,可动态观察病变全过程中股骨头的形态变化,且每一阶段的X线片均能反映出病理改变。

(1)滑膜炎期:X线片上主要表现关节周围软组织肿胀,同时股骨头向外侧轻度移位,但一般不超过2~3 mm。

(2)股骨头骨骺受累早期:即坏死前期的X线片征象,关节间隙增宽,股骨颈上缘呈现圆形凸起。正位X线片显示股骨头向外侧移位2~5 mm。随后出现部分骨骺或整个骨骺密度增加。

(3)坏死期:X线特点是股骨头前外侧坏死,在正位X线片上观察出现不均匀的密度增高影像。

(4)碎裂期:X线片上显示出硬化区和稀疏区相间分布。

(5)愈合期或后遗症期:X线片上可见股骨头呈卵圆形、扁平状或蘑菇形,并向外侧移位或半脱位。髋臼也出现代偿性扩大,内侧关节间隙增宽。

二、分型

(一)Catterall 分型

该分型对临床选择治疗和判断预后,具有指导意义。

Ⅰ型:股骨头前部受累,可见股骨头骨骺密度相对增高,但不发生塌陷。

Ⅱ型:超过 1/2 部分股骨头发生坏死,坏死部分密度增高,同时在坏死骨的内侧和外侧有正常的骨组织呈柱状外观,能够防止死骨的塌陷,对预后具有很大的意义。

Ⅲ型:约 3/4 的股骨头发生坏死。股骨颈宽粗,预后较差。

Ⅳ型:整个股骨头均有坏死。

(二)股骨头外侧柱分型

该分型根据外侧柱受累的程度将本病分为 3 种类型。

A 型:外侧柱未受累,预后好,股骨头无扁平。

B 型:外侧柱受累,其被压缩塌陷的程度低于正常外侧柱 50%,预后尚好,股骨头无扁平。

C 型:外侧柱受累,其压缩塌陷的程度>50%,预后差,股骨头扁平。总之,外侧柱受累程度越重,预后越差。

(三)磁共振检查

对诊断骨缺血性改变有重要价值,可以早期做出诊断。

(四)核素检查

既能测定骨组织的供血情况,又可反映骨细胞的代谢状态。

(五)关节造影

关节造影能够早期发现股骨头增大,有助于观察关节软骨的大体形态变化,并且可明确早期股骨头覆盖不良的原因。

三、治疗原则与方法

非手术治疗包括包容治疗、功能性生物塑形疗法、牵引疗法、物理疗法、中医药治疗。

手术治疗包括增加股骨头包容的手术,如单纯行髋臼造盖、骨盆截骨术、转子部截骨术;改善股骨头血供的手术,如滑膜切除术、开窗减压松质骨植骨、股骨头减压术、股骨头内血管束移植术、带血供的骨瓣移植术、吻合血管腓骨移植、介入疗法、病灶内灌注药物治疗;促进股骨头成骨的手术;预防股骨头塌陷的手术;股骨头颈矫畸的手术。

治疗目的是保护股骨头,消除影响骨骺发育和塑型的不利因素,减少负重和损伤,防止或减轻股骨头继发畸形,使股骨头逐渐恢复正常。在给予任何治疗之前,首先要恢复、维持髋关节功能,缓解由于髋关节刺激引起的疼痛、外展、内旋活动受限。恢复髋关节功能,有助于滑液对软骨的滋养作用,避免股骨头的畸形。本病的疾病过程及治疗方法的选择是需要大量和长期的临床观察。

(一)非手术治疗

病变处于 Catterall Ⅰ~Ⅱ型且年龄小于 6 岁的患儿可用外展位牵引、石膏固定、外展支架或矫形器矫正等治疗。

1.卧床休息和牵引

可持续 4 周,能缓解疼痛、增加髋关节活动范围。这也是进一步手术治疗的基础,对不能立即确诊的病例,需一边观察,一边治疗。

2.矫形支具

目前最常用的方法是使用外展矫形支具,其优点在于不固定膝关节和踝关节,患儿能够独立行走和活动。

3.石膏固定

一般选择 Petrie 外展石膏固定制动。对 Catterall Ⅰ、Ⅱ型患儿,有显著疗效,这与早期股骨头病理改变轻,头臼包容较好,通过制动为其自愈提供静态修复环境,促其早期自然修复有关。每次固定时间以 2～3 个月为宜。若需继续固定,则要拆除石膏休息数天,然后再次石膏固定,这样能防止膝关节僵硬和关节软骨变性。双下肢管形石膏,外展 30°～50°,固定1.5～2 年,效果良好。

4.高压氧治疗

高压氧能明显促进毛细血管新生和骨质形成,增加血氧含量,改善缺血组织的供氧,此外高压氧能增强吞噬细胞的活力,有利于坏死骨组织的清除。高压氧治疗的疗程必须充分,通常需要连续治疗 2～3 个月,严格限制患肢负重也是治疗的重要因素。

(二)手术治疗

与非手术疗法一样,其目的也是为了增加股骨头的包容,保持股骨头的形态。将增加股骨头的包容,防止股骨头早期塌陷,减轻晚期的畸形程度,称为抑制治疗。虽然通过非手术治疗,也能实现抑制治疗的目标;但治疗周期较长,患儿难以坚持,而手术治疗则可明显缩短疗程,且效果更为确实。

一般认为,年龄＞6～8 岁,病变处于 Catterall Ⅱ～Ⅲ型及以上,髋关节半脱位,有临床危象征(髋关节疼痛、功能受限)的患儿应该积极采取手术治疗。尽管目前手术方法不统一,但按其治疗观点主要概括为 4 类:①增加对股骨头的包容;②减少对股骨头的机械压迫;③降低骨内压和关节内压;④改善股骨头血循环。常用式式有髓芯减压、血管束植入、股骨上端内翻截骨术、髋臼造盖成形术、Satter 髂骨截骨术、Chiari 骨盆截骨术及 Salter 盆截骨术等。

1. 股骨头经皮钻孔术

该手术可以达到减压目的,对于Ⅰ、Ⅱ型患儿可以作为治疗选择之一。对于股骨头开窗植入松质骨,经股骨颈开窗减压,清除死骨、囊性变骨组织,在 X 线电视屏监视下达骺板远端,但不通过骺板,然后植入髂骨外板松质骨碎屑,窗口处覆盖一大小适宜的髂骨外板,缝合固定在关节囊下方。此方法通过减轻股骨头内压,改善股骨头内骨结构,促使周围血管增生活跃,同时又刺激骨骺细胞增生,以利坏死修复。该方法简单、易行,克服了单纯减压不能彻底清除死骨的弊端,同时也克服了髓芯减压术开窗处骨折的并发症。适用于 Catteran Ⅰ、Ⅱ、Ⅲ型。

2.滑膜切除术

髋关节滑膜切除为国内较早治疗儿童股骨头坏死的方法之一。

(1)手术指征:①Ⅱ型和Ⅲ型病变;②12岁以下的儿童;③早期的Ⅳ型病变。对合并有股骨头扁平畸形或半脱位的病例,除作滑膜切除外,同时做骨盆截骨术,使股骨头完全容纳在髋臼内,以利于股骨头与髋臼相互塑形。但对下列情况不宜行滑膜切除:Ⅱ型病变可经保守治疗治愈;12岁以上儿童病变较轻者;Ⅳ型病变骨骺已闭合并有蘑菇状畸形者,滑膜切除无效。

(2)手术要点:前外侧入路显露髋关节,T形切开关节囊,观察滑膜的病理变化。对病变较轻者,次全切除关节滑膜组织。若病变严重,则切除全部滑膜,将髋臼内纤维组织和脂肪组织彻底清除。

(3)术后处理:术后用单髋"人"字石膏固定3个月。去除石膏后练习髋关节和膝关节功能活动。待髋关节功能和坏死的股骨头恢复到一定程度后,即可逐渐负重行走。

3.股骨上端内翻截骨术

(1)手术指征:①Catterall的Ⅱ型、Ⅲ型和Ⅳ型但未合并严重扁平髋者;②8~10岁儿童因精神心理或其他因素,不能采用支具或石膏固定实现股骨头包容的Ⅱ型病变;③髋关节造影在下肢中立位X线片显示股骨头包容不好,但髋关节在外展内旋位时股骨头可完全被髋臼包容或伴有前倾角过大和CE角较小者。本术式由于可能发生股骨大粗隆上移,可产生臀中肌无力及肢体短缩和髋内翻等并发症,因此近年来,临床应用有逐渐减少趋势。

(2)手术方法:手术选择髋关节外侧入路显露大粗隆区。在大粗隆下用电锯或线锯截除一基底在内侧的楔形骨块。楔形骨块基底高度决定着内翻角度的大小。根据术前外展内旋位X线片,估计和计算内翻截骨的角度。采用四孔钢板内固定。术后髋人字石膏固定6~8周,X线片证实骨愈合后拆除石膏,鼓励患儿下床活动。

4.Salter髂骨截骨术

具有增加髋臼对股骨头的包容,增长肢体长度和不需二次手术取内固定物等优点。

(1)适应证:整个骨骺受累的6岁以上儿童,或有髋关节半脱位者。但这一手术有不能充分覆盖股骨头、增加髋臼或股骨头的局部应力、加剧股骨头缺血性病理改变,产生患侧肢体相对延长等缺点。

(2)手术方法:采用髋关节前外侧途径显露,骨膜下剥离髂骨内外板,直达坐骨切迹。用直角钳把线锯通过坐骨切迹引出,然后在髂前下棘水平截断髂骨。当将髋关节和膝关节屈曲后,截骨处可自然张开,用巾钳向前外牵开截骨远端。同时在同侧或对侧髂骨翼切除 2 cm×3 cm 大小的楔形全厚骨块,嵌入截骨断端,并用 2 根螺纹针固定,针尾露出皮肤之外,以备日后拔除。也可使用钢板螺丝钉做内固定。

术后单侧髋"人"字石膏固定 6 周,X 线片证实截骨愈合后拔除内固定针,拆除石膏固定。此时可令患儿负重行走。

5.带血管蒂、带肌蒂骨块移位术

清除死骨,彻底减压,重建头骺血循系统,可在股骨头坏死区植入大量成骨效应细胞,加速新骨形成。如选择缝匠肌骨瓣移植,切取髂前上棘骨块植入股骨头颈部,但髂前上棘连带骨骺软骨被切除,可能会出现儿童骨盆发育形成相对不对称。缝匠肌移位对儿童下肢肌肉平衡发展亦有一定影响,因此应慎重应用。

6.吻合血管腓骨移植

适应 Cattera Ⅱ、Ⅲ、Ⅳ型患儿。取小腿中上 1/3 部位,腓骨连同腓动、静脉植入股骨头颈部前外上方,腓骨动、静脉与旋股外动静脉相吻合。腓骨植入可刺激骺板活跃生长。同时,腓骨为坚质骨,支撑力强,增强了股骨颈部的应力,可预防股骨头颈部变大、变粗,甚至畸形,有利于压缩和变形的股骨头再塑形。对于髋臼不能覆盖股骨头者,可同时附加骨盆截骨或粗隆下外展截骨,以改善股骨头的负重点和包容状态。

7.介入治疗

通过介入治疗来解决股骨头的血液循环障碍,直接将溶栓剂大量注入股骨头供血动脉内,疏通髋关节附近的微血管,改善患肢骨的血液供应,继而增加侧支循环和疏通股骨头血管,使坏死骨逐渐被吸收,新骨形成,股骨头得以修复。

第二节　腕舟骨缺血性坏死

舟骨缺血性坏死又称 Preiser 病,全舟骨缺血性坏死发生率极低,而部分舟骨缺血性坏死在临床较为常见。

一、原因及发病机制

全舟骨缺血性坏死的原因不明,各种报道不一,但普遍认为与慢性损伤、某些疾病(如红斑狼疮)、长期服用激素、饮酒等因素有关。部分舟骨缺血性坏死在临床较为常见,多由舟骨骨折引起。舟状骨近侧1/3的血液供给系由远侧经舟状骨腰部而来,但约有30%的舟状骨腰部供血很差,由于舟骨骨折,供应近侧骨折端的血液中断,从而容易引起骨折不愈合和近侧骨折端的缺血性坏死。

二、临床表现

早期可无明显症状,发展到一定程度后,可出现腕部疼痛,常在腕背伸、桡偏时加重,活动后加剧。经第1掌骨纵轴叩击出现鼻烟窝疼痛。舟骨近端坏死常发生在舟骨骨折后,腕痛明显,活动时加重,腕关节活动明显受限。临床分期根据腕舟骨血运障碍情况,腕舟骨的X线片表现及临床症状将其分为4期。

(1)Ⅰ期:仅表现为腕疼痛,尤以腕背伸时明显,X线片无变化。

(2)Ⅱ期:腕疼痛进一步加重,手的握力较健侧减低,X线片表现为腕舟骨密度增高,骨小梁有不规则变化,但腕舟骨形态正常。

(3)Ⅲ期:表现为腕肿痛,疼痛可向前臂放射,腕背伸明显受限,X线片表现为腕舟骨受压变扁,骨密度明显不均匀,但无骨碎块。

(4)Ⅳ期:在Ⅱ、Ⅲ期病变的基础上合并有腕舟骨碎块,还可能伴有腕管综合征出现。

三、影像学检查

对怀疑有舟骨缺血性坏死的患者,均摄腕关节正位、侧位、斜位和舟骨位片。可发现舟骨骨密度增加,软骨下囊性变,舟骨碎裂、骨折、变形;严重者可出现桡舟、桡月相邻软骨受损,关节间隙变窄,骨硬化,骨赘形成。CT和MRI检查可了解坏死的形态和供血情况,有助于做出早期诊断。

四、治疗

(一)非手术治疗

通常采用保守治疗,以减少腕关节的活动,如石膏管型或腕部绷带固定6~8周;或采用物理治疗,促进局部血液循环;或口服扩张血管药物;中医药物治疗采取三期辨证治疗,早期宜活血化瘀、消肿止痛,中期宜接骨续损,后期宜养气血、补肝肾、壮筋骨等。

（二）手术治疗

由外伤引起的部分舟骨缺血性坏死保守治疗效果差，一旦明确诊断，大多要求手术治疗。手术治疗方法很多，主要包括以下3种。

（1）血液循环重建术：如血管束植入术、带血管蒂骨瓣植入术等。

（2）切除术：如坏死的部分近侧舟骨切除术、桡骨茎突切除术、近排腕骨切除术等，手术方式采用开放手术或关节镜下手术2种方法。

（3）假体植入术或成形术：如舟骨假体置换术、部分舟骨假体植入术等。

（三）预防

腕舟骨腰部或近端骨折时，近端血供丧失严重，容易导致骨折端硬化或近端缺血性坏死，另外如果骨折后制动不牢固或骨折未愈合中断制动，也会导致不良后果。因此，临床上应特别重视舟骨骨折后导致的缺血性坏死，在治疗过程中要特别重视固定的范围、石膏的质量和制动的时间。若无特别的药物治疗，有的病例需延长固定半年甚至一年以上，骨折才能愈合。

第三节　股骨头缺血性坏死

股骨头缺血性坏死是临床常见疾病，是医学界的难点之一，普遍认为是激素、创伤、减压病、血液疾病、乙醇中毒等各种不同的病因，破坏了股骨头的血供，导致骨的有活力成分死亡，最终使整个髋关节功能丧失。临床上好发年龄为30～50岁，往往双侧发病，如未加治疗，70％～80％股骨头坏死的髋关节会在X线片及临床上有病程进展表现，可出现渐进性股骨头塌陷、继发退行性骨关节炎，严重髋关节功能障碍可致残。其早、中期主要的治疗方案是保髋的姑息性手术，如髓芯减压术、血管束植入术、带血运的骨移植或骨膜移植术、骨膜细胞移植术、截骨术及介入治疗等，但效果欠佳，晚期患者需行人工关节置换术。因本病特有的力学、生物学等因素导致失败率较高，目前仍有许多问题有待解决。

一、诊断

（一）临床表现

股骨头缺血性坏死早期可以没有特殊的临床症状，而是在拍摄X线片时发现,患者最先出现的症状为髋关节或膝关节疼痛,疼痛可呈持续性或间歇性。疼痛性质在早期多不严重,但逐渐加剧,发展至跛行。也可在受到轻微外伤后骤然疼痛。经过非手术治疗症状可以暂时缓解,但过一段时间疼痛会再度发作,严重时行走困难,甚至扶拐行走。早期髋关节活动可无明显受限;随病情发展,体格检查可有内收肌压痛,髋关节活动受限,其中以内旋及外展活动受限最为明显。早期腹股沟韧带下压痛,髋内收、外展痛,"4"字试验阳性;到晚期则各方活动皆受限,托马斯征阳性,重者肢体缩短,并出现半脱位征。

(二)临床分期

0 期:髋关节无症状,X 线片亦无异常,但因对侧已出现症状并确诊,而双侧受侵者又达 85% 以上,将此期称静默髋,实际此时作同位素扫描,测骨内压或髓芯活检,已证明有改变,此时正是减压治疗的良好时机。

Ⅰ期:髋关节处有疼痛,可因外伤或劳累后发生,呈进行性,夜间重,内旋、外展略受限。X 线片可见部分区域稀疏,测压、活检皆表现阳性。此期减压治疗效果较好。

Ⅱ期:临床症状继续加重,X 线片表现为骨密度增高及囊样变,软骨下骨出现弧形透光带,称"新月状"征,但股骨头外形仍正常。

Ⅲ期:病髋疼痛妨碍行动,各方活动已明显受限,X 线片股骨头边缘因塌陷而有重叠,或已失去圆形,硬化区明显。诊断虽易定,处理却已困难。

Ⅳ期:病程已至晚期,股骨头变形,关节间隙狭窄,髋臼硬化,出现明显的骨关节炎病征。

(三)影像学检查

1.X 线检查

股骨头缺血性坏死的诊断仍以普通的 X 线片作为主要的手段,但在 X 线片上看到股骨头密度改变,至少需 2 个月或更长时间。骨密度增高是骨坏死后新骨形成的表现,而不是骨坏死的本身。

(1)股骨头外形完整,关节间隙正常,但在股骨头持重区软骨下骨质密度增高,周围可见点状、斑片状密度减低区阴影及囊性改变。病变周围常见一密度增高的硬化带包绕着上述病变区。

(2)X 线片表现为股骨头外形完整,但在股骨头持重区关节软骨下骨的骨质中,可见 1~2 cm 宽的弧形透明带,构成"新月征"。这一征象在诊断股骨头缺血坏死中有重要价值。

（3）股骨头持重区的软骨下骨质呈不同程度的变平、碎裂、塌陷，股骨头失去了圆而光滑的外形，软骨下骨质密度增高。但关节间隙仍保持正常的宽度，兴登（Shenton）线基本上是连续的。

（4）股骨头持重区严重塌陷，股骨头变扁平，而股骨头内下方骨质一般均无塌陷。股骨头向外上方移位，兴登线不连续。关节间隙可以变窄，髋臼外上缘常有骨刺形成。

应用普通 X 线片诊断股骨头缺血性坏死时，采用下肢牵引拍摄 X 线片，可对诊断有所帮助，牵引下使"新月征"显示更加清楚。股骨头的 X 线断层检查对发现早期病变，特别是对"新月征"的检查有重要价值，因此对疑有早期股骨头缺血坏死者，可做 X 线断层检查。

2.CT 的表现

CT 在股骨头缺血性坏死诊断方面的应用可达到两个目的。①早期发现微小的病灶和鉴别是否有骨的塌陷存在及其延伸的范围；②为手术或治疗方案的选择提供信息。

股骨头坏死继发性病理改变在 CT 上可分 3 期。

（1）早期：坏死骨开始被吸收时发生囊性变，骨小梁缺少；股骨头骨性关节面部分吸收、中断或增厚；有时髋臼可能有轻微骨质增生。

（2）中期：股骨头内明确出现大小不等的囊状骨吸收区，单发或多发，囊状破坏区开始边缘模糊，逐渐表现囊变周围产生新生骨并形成硬化边，中心可见小块死骨或大块死骨，成像中可见中心死骨及环绕死骨的透亮吸收带、外围新生骨硬化带三层结构。

（3）晚期：表现出股骨头塌陷变形。严重者整个股骨头 1/3 缺少，呈半脱位；髋臼亦发生囊变、增生、硬化和变形，髋臼盂唇骨化明显，整个关节变形。

诊断股骨头缺血性坏死，CT 较普通线片可较准确的发现一些微小的变化，但是在早期诊断股骨头缺血性坏死，则核素扫描和 MRI 比 CT 更为敏感。

3.MRI 表现

MRI 是一种有效的非创伤性的早期诊断方法。MRI 信号强度的改变是骨坏死的早期并且敏感的征象。在一些病例中当核素扫描结果尚未发现异常时，磁共振已出现阳性结果。但是 MRI 检查的发现可以不是特异性的，同样可见于骨髓内其他病变，如骨肿瘤等所引起的改变。

4.动脉造影

目前股骨头缺血性坏死的病因，是供应股骨头的血液循环受到损害所致。

动脉造影中所发现动脉的异常改变,可为早期诊断股骨头缺血性坏死提供依据。

5.放射性核素扫描及 γ 闪烁照相

放射性核素扫描及 γ 闪烁照相对于股骨头缺血性坏死的早期诊断具有很大价值。特别是当 X 线检查尚无异常所见,而临床又高度怀疑有骨坏死可能。放射性核素扫描及 γ 闪烁照相与 X 线摄片检查相比,常可提前 3～6 个月预报股骨头缺血性坏死。

二、治疗原则与方法

在股骨头缺血性坏死的治疗中首先应明确病因、分期诊断等,同时也要考虑患者的年龄、身体一般状况、单髋或是双髋受损,以便选择最佳的治疗方案。

(一)非手术疗法

非手术方法大多能改善患者症状及功能,延缓病程进展,甚至治愈一定数量的患者,对于早期的患者不失为一种较好的方法。青少年患者因其有较好的潜在的自身修复能力,随着青少年的生长发育股骨头常可得到改建,获得满意结果。对成年人病变属Ⅰ、Ⅱ期,范围较小者也可采用非手术疗法,获得较好治疗效果。一般病变范围越小,越易修复。

(1)去除致病因素,如停止激素治疗、饮酒或放疗等。

(2)严格避免患肢负重:适用于Ⅰ、Ⅱ期患者。原则是减少或避免负重,以利于股骨头的自然修复,重建血运,防止塌陷。单侧者可扶拐、带坐骨支架、用助行器行走;双侧同时受累者,应卧床休息或坐轮椅;如髋部疼痛者,可卧床同时行下肢牵引缓解症状。这种治疗可配合理疗、股四头肌功能锻炼以避免肌肉萎缩,但持续时间较长,一般需 6～24 个月或更长时间。治疗中应定期拍摄 X 线片检查,至病变完全愈合后才能持重。但单独减轻负重疗效欠佳,成功率低于 15%。

(3)药物治疗:只适用于早期患者,应用药物包括双氯麦角碱、长春胺、硝苯地平等。血管活性药物及降脂药物,如大蒜素、川芎嗪、葛根素、银杏叶及辛伐他汀类药物。可选择应用抑制破骨细胞活性和骨吸收的药物,如降钙素类有鲑鱼降钙素和鳗鱼降钙素等,二磷酸盐类有阿仑膦酸钠和羟乙磷酸钠等,还有替勃龙和雌激素等。促进软骨修复的药物有氨基葡萄糖等。药物治疗在一定程度上影响肝肾功能,因此,用药过程中需定期复查肝、肾功能。

(4)电刺激治疗:电刺激可促进骨再生及新生血管形成,方法包括非侵入性的电磁场刺激、中心减压后插入电极进行直流电刺激、中心减压后进行非侵入性直流电刺激。

（5）体外震波疗法：体外震波疗法的原理是将震波作用于坏死骨和正常骨交界的硬化区，以促进坏死区的血管化和骨组织修复。

（二）手术治疗

目前认为，手术治疗的疗效相对比较肯定，是股骨头缺血性坏死早期治疗的主要方法。

1.髓芯减压术

髓芯减压术的主要目的是减轻股骨头颈内高压，改善血液循环，给股骨头内再血管化及再骨化创造条件，主要适合于Ⅰ～Ⅲ期患者。其操作简单，以直径 8.0 mm 环钻于大转子下 2.0 cm 通过股骨颈钻至股骨头软骨下 2.0 mm 取出骨栓，刮除坏死组织，肝素盐水冲洗，填入自体髂骨条，不影响后期行髋置换术。若由于种种原因不能做更大的手术时，可应用中心减压作为一种姑息性疗法，减轻疼痛。

2.截骨术

截骨术可分为转子间和经转子下截骨两大类。该术式目的是转移股骨头的负重力线，由股骨头坏死区转到非负重区，由健康骨起负重作用，从而防止关节面进行性塌陷。适用于Ⅱ～Ⅲ期、45 岁以下、有髋部疼痛、病灶小到中等旋转角＜20°、无长期服用激素的患者。单纯截骨术效果不佳，应同时辅以植骨术。旋转截骨术后的股骨头进行组织学研究发现，坏死区几乎没有任何新骨再生，新的负重区均有不同程度的塌陷，故认为单纯截骨术效果不佳，应同时配合清除死骨植骨术。截骨术虽然能在一定程度上减缓股骨头的塌陷，但可能会进一步破坏了股骨头的血供，使坏死区的修复更为困难。若截骨失败，增加将来髋关节成形术的难度，并且容易引起下肢不等长或跛行、并发症发生率高，对股骨近端的扭曲不利于以后的全髋关节置换，故临床应慎重使用。

3.死骨清除股骨头成形术

这是近年来治疗的新技术，其原理是清除死骨后，用骨水泥或骨替代材料，如羟基磷灰石、脱骨钙等填充缺损，使塌陷的股骨头软骨面复位，恢复股骨头圆形轮廓，延迟全髋置换术。

4.髋关节融合术

选用髋关节融合术治疗股骨头缺血性坏死应非常慎重。因为融合术后发生不愈合或延迟愈合机会较多，常需要再次手术。但如髋关节融合手术成功，则可解除髋关节疼痛，髋关节稳定，适于长时间站立或经常走动的工作。因此，对于不宜做其他手术的患者可选用髋关节融合术。

5.不带血运的骨移植术

不带血管蒂的骨移植术用于Ⅱ～Ⅲ期,去除头内坏死骨,用自体松质骨和皮质骨填充,起减压、支撑和骨诱导作用。这一方法近期疗效较为肯定,远期疗效尚有争议。借助骨移植加速股骨头修复,结合生长因子、电刺激等促进骨愈合的方法可提高疗效。但单独骨移植无血运,植骨愈合过程为爬行替代。

6.带血供的骨移植

带血供的骨移植方法较多,移植骨可来自髂骨、大转子等。带血管蒂的骨转移或移植术可降低骨内高压,去除阻碍再血管化的死骨。填充松质骨,增加骨诱导作用,填入带血运的皮质骨可起支撑作用。其良好血运可满足股骨头血供,加速骨愈合。代表术式有带血管蒂骨膜移植,不但可重建股骨头血运,且可增加成骨效应细胞,去除骨移植时皮质骨对骨膜生发层细胞增生的抑制,经传导或诱导作用在坏死骨小梁表面形成新骨,骨膜内层细胞可分化为成骨细胞,对股骨头坏死的修复发挥积极的促进作用,但不足之处是缺乏支撑力。其他常用方法还有吻合血管游离腓骨移植治疗股骨头坏死、带旋髂深血管蒂的髂骨瓣移植。

7.人工关节置换术

对于晚期Ⅲ期或Ⅳ期患者,全髋置换术是最佳选择,全髋假体有骨水泥固定型及非骨水泥固定型两种,两种假体各有优缺点,但长期结果是相似的。Ⅲ期髋臼较完整而且较年轻的患者行股骨头表面置换术,可保留完整的骨床,很容易进行返修术,推迟行全髋置换术的时间,因而是一种很好的过渡性疗法。一旦到晚期发生股骨头塌陷,人工全髋关节置换就成为缓解疼痛、重建关节功能唯一的、最佳的治疗方法。

(1)股骨头表面置换:股骨头表面置换是中晚期股骨头坏死行全髋关节置换的一种过渡方法,因其切除股骨近端退变的软骨和软骨下死骨,髋臼影响小、创伤小、股骨头颈正常骨得以保留,不影响远期行髋关节融合术或全髋关节置换。

(2)人工关节置换术:股骨头缺血性坏死晚期患者因髋关节疼痛、活动受限、股骨头严重塌陷、脱位或继发性骨关节炎,而又不适于做保留股骨头手术者,可考虑行人工关节置换。50岁左右的股骨头缺血性坏死患者选择人工关节置换术可使髋关节获得不痛、稳定而持久的功能,这是其他任何一种类型的髋关节成形术所不能比拟的。①半髋关节置换术:半髋人工髋关节置换有固定式人工股骨头、组合式人工股骨头和双动式人工股骨头。适用于病期较短、股骨头已塌陷,但髋未发生继发性骨关节炎者。②全髋关节置换术:全髋关节置换术适用于有症状的股骨头缺血性坏死晚期患者,目前已成为临床治疗的标准手术之一。人工全髋关节置换术作为一项成熟和经典的骨科治疗技术已经在髋关节疾病的治疗中取得了巨大的成功。

第四节　距骨缺血性坏死

一、诊断

(一)解剖生理分析

(1)距骨无单独的营养血管,血供主要来源:①距骨头是由足背动脉分支至内上部;跗骨窦动脉供应外下部;②距骨体的血液供应为跗骨管动脉供应中、外1/3;三角支供应内1/3;跗骨窦动脉分支供应外部;③另有少量不恒定的血管通过距骨后结节侧副韧带进入距骨,由于主要血管通过距骨颈进入距骨,因此颈部骨折时可能严重损害血管,发生缺血性坏死。

(2)距骨表面约有3/5被关节软骨覆盖,骨折时可多波及关节面。①距骨表面几乎为关节软骨覆盖,并无肌肉附着,血管进入距骨内部有限,故易受损伤;②距骨为松质骨,当受伤时可因被压缩损伤骨内血管。

(二)骨折分型

Ⅰ型:距骨颈骨折,骨折线垂直,无移位。其韧带未受损,血液供应尚完整,距骨体坏死率不超过10%。

Ⅱ型:距骨颈移位,距下关节脱位或半脱位,骨间韧带受损,距骨体的血液减少,坏死率上升至20%～40%。

Ⅲ型:距骨由踝穴及距下关节脱位,即胫距、距跟脱位。可能只有少数软组织附着以维持血供,若不及时复位,易发生坏死,坏死率高达70%以上。

(三)影像学检查

拍摄距骨的正位片及斜位片对诊断及分型极为重要。依靠骨密度致密的X线片可做出缺血性坏死的诊断,而CT及MRI可早期诊断。

二、治疗

一般认为缺血性坏死最终多可恢复,很少发生塌陷,故多主张非手术治疗。患者要避免负重,延长固定时间,给予活血化瘀、补肾壮骨中药治疗,并进行X线、CT或MRI复查,了解恢复情况。也有认为距骨体发生缺血性坏死后,即使不发生塌陷,也可诱发距或踝关节的创伤性关节炎,造成功能障碍,可根据具体病情采用四关节融合术治疗。

第七章

骨与关节感染性疾病

第一节　银屑病关节炎

一、病因

银屑病关节炎(PsA)是与银屑病相关的一种炎性关节疾病,可见于任何年龄,无性别差异。其发病机制尚未完全明确,目前认为主要与以下因素有关。

(一)遗传因素

此病常有家庭聚集的特点,一级家属内的患病率为30%,单卵双生子的患病危险性可高达72%。本病在国内外均有家族史的报道,现在认为主要是常染色体显性遗传,并且伴有不完全外显率。

(二)免疫因素

免疫机制异常在银屑病的发病机制中起着重要作用。现已证明 HLA-DR$^+$ 角朊细胞者其银屑病关节炎的发病率较高,HLA-DR$^+$ 角朊细胞常发现于银屑病患者的皮损细胞和滑膜细胞中,而在正常的皮肤细胞中很难见到。另外 HLA-DR4 则和骨破坏的发生相关。

(三)感染因素

细菌、病毒的感染可以引起机体免疫系统发生变化,从而间接参与银屑病关节炎的发生。银屑病在人类免疫缺陷病毒感染人群中的发病率要高于普通人群,另外在银屑病的斑块内发现有抗链球菌抗体的升高。

(四)环境因素

季节变换、寒冷、潮湿、紧张、抑郁、创伤等是银屑病关节炎的促发因素。

二、病理

银屑病关节炎患者的滑膜组织活检,在早期可见细胞轻度增生、肥大,并伴有纤维素样渗出。中期可见细胞水肿、纤维组织增生、小血管生成、淋巴细胞浸润。晚期则出现组织纤维化,残留血管管壁增厚。用免疫荧光法可发现病变的滑膜处有 IgG、IgA 的沉积。

三、临床表现

(一)关节病变

银屑病关节炎除了引起四肢外周关节病变外还可引起脊柱关节病变。根据其临床特点可以大致分为 5 类,这 5 种类型可以合并存在,部分类型间能相互转化。

1.单关节炎或少关节炎型

此种类型最多,大约占 70%,常侵犯手、足近端和远端指(趾)间关节,也可累及腕、髋、膝、踝等大关节,不对称分布。由于常伴发滑膜炎及腱鞘炎,所以受累指(趾)会形成典型的腊肠状指(趾),并伴有指(趾)甲的病变。此型可转化为多关节炎型。

2.对称性多关节炎型

这种类型所占比例大约为 15%,病变最常累及近端指(趾)间关节,也可累及远端指(趾)间关节和肘、腕、膝、踝等大关节,其中有些患者血清类风湿因子可呈阳性,此时与类风湿关节炎较难鉴别。

3.远端指间关节型

此型占到 5%~10% 的比例,病变主要累及远端指间关节,是最典型的银屑病关节炎,常伴有银屑病的指甲病变。

4.残毁性关节型

这种类型所占比例较小,为 5%,这是银屑病关节炎较为严重的类型。受损的指、掌、跖骨可有溶骨性改变,指节间形成望远镜式的套叠影像,关节可出现强直、畸形。这种类型的皮肤银屑病往往比较严重,而且好发于青壮年。

5.脊柱病变型

此型约占 5%,主要为年龄大的男性,病变主要累及脊柱及骶髂关节,常为节段性,伴有韧带骨赘形成。病变严重时会形成脊柱融合、骶髂关节融合等,也可引起寰椎不全脱位。

(二)皮肤病变

银屑病关节炎的皮肤病变最好发于头皮和四肢的伸侧,特别是在肘、膝部位,常呈散在分布。尤其要特别注意隐匿部位的皮损,比如头发、会阴、臀等这些不易检查到的地方。皮损情况主要表现为丘疹或斑块,形状为圆形或不规则形。表面为银白色的鳞屑,去除鳞屑后其下为发亮的薄膜,除去薄膜后可见点状出血。这种特征对诊断银屑病有重要意义,因为存在银屑病与否是和其他炎性关节病最重要的区别,其中35%的患者其皮肤病变的严重程度和关节炎病变的严重程度相关。

(三)指(趾)甲病变

据统计银屑病关节炎患者中有80%伴有指(趾)甲异常,这可为早期诊断提供重要线索。由于甲床和指(趾)骨存在着共同的供血来源,指(趾)甲的慢性银屑病性损害会引起血管改变,而最终累及其下的关节。现已发现骨骼的改变程度与指甲变化的严重程度相关,并且两者常常发生在同一指(趾)。常见的指甲变化有点状凹陷、变色、横断、纵嵴、甲下角化过度、甲剥离等。

(四)其他表现

除了典型的病变,在银屑病关节炎中,还可伴有其他系统的损害,例如结膜炎、急性前葡萄膜炎、干燥性角膜炎、巩膜炎;炎性肠病和胃肠道淀粉样病变;以主动脉瓣关闭不全、持久性传导阻滞、心脏肥大为特征的脊柱炎性心脏病;还可伴有发热、消瘦、贫血等全身症状。

(五)并发症

银屑病关节炎可并发肌肉失用性消耗和特发性消耗、胃肠道淀粉样变性、伸侧肌腱积液、主动脉瓣关闭不全和眼部炎症性改变。还可与其他血清阴性的多关节炎相重叠,如银屑病性关节炎并发贝赫切特综合征、银屑病性关节炎并发克罗恩病、银屑病性关节炎并发瑞特综合征、银屑病性关节炎并发溃疡性结肠炎。也可引起致命的并发症,比如严重感染、消化性溃疡及穿孔等。

四、辅助检查

(一)实验室检查

本病尚无特异性的实验室检查,病情活动时有血沉加快、C反应蛋白升高、

IgA 增高、IgE 增高、补体增高等。滑膜液性状为非特异性反应,仅有白细胞轻度增加,主要以中性粒细胞为主。类风湿因子常呈阴性,但有 5%～16% 患者会出现低滴度的类风湿因子,有 2%～16% 患者出现抗核抗体低滴度阳性。约有半数患者的 HLA-B27 阳性,这种情况常与骶髂关节和脊柱受累显著相关。

(二)影像学检查

1.周围关节炎

影像学上可有骨质破坏和骨质增生的表现。手和足的小关节可呈骨性强直,指间关节破坏常伴有关节间隙增宽,末节指骨茎突的骨性增生和末节指骨吸收改变,近端指骨破坏变尖和远端指骨骨性增生的改变,会形成"带帽铅笔"样改变。受累指间关节间隙会变窄、融合、强直和畸形。长骨骨干出现绒毛状骨膜炎。

2.中轴关节炎

此种影像学多表现为单侧骶髂关节炎,可见关节间隙模糊、变窄、融合等。脊柱椎间隙变窄、强直,不对称性的韧带骨赘形成,以及椎旁骨化,比较典型的是相邻椎体的中部之间的韧带骨化连接形成的骨桥,常呈不对称分布。

五、诊断

银屑病患者若有关节炎的表现即可诊断银屑病关节炎。由于部分患者银屑病变出现在关节炎之后,所以此类患者的诊断相对较为困难,应注意临床和放射学检查,如有银屑病的家族史,要注意寻找隐蔽部位的银屑病变,注意受累关节的部位,以及有无脊柱关节病等。在做出银屑病关节炎的诊断前应先排除其他疾病。

(一)类风湿关节炎

二者均有小关节炎的表现,但银屑病关节炎常伴有银屑病的皮损和特殊指甲病变、指(趾)炎、起止点炎等,常侵犯远端指间关节,类风湿因子多为阴性;有特殊的 X 线片表现,如笔帽样改变和部分患者的脊柱和骶髂关节病变。类风湿关节炎则多为对称性小关节炎,多累及近端指间关节和掌指关节、腕关节;可有皮下结节、类风湿因子多呈阳性,X 线片以关节侵袭性改变为主。

(二)强直性脊柱炎

侵犯脊柱的银屑病关节炎,其脊柱和骶髂关节病变常不对称,可呈现"跳跃"式病变,常发病于年龄较大的男性,症状也较轻,并伴有银屑病皮损和指甲的典型改变。而强直性脊柱炎患者的发病年龄较轻,脊柱和骶髂关节的病变常为对称性,并无皮肤及指甲病变。

(三)Reiter 综合征

此病常有非特异性眼结膜炎、尿道炎、关节炎(特别是下肢大关节)以及皮肤病变。此病患者可伴有蛎壳样的银屑病皮疹,其关节症状也和银屑病关节炎相似。对于这类不典型病例常需一段时期的随访才能进行确诊。

(四)痛风

痛风引起的关节炎多起病较急,常于夜间发作,白天减轻。痛风关节炎常反复发作,形成慢性痛风,最后产生关节畸形。根据临床症状、痛风石排出物、高尿酸血症、滑膜液检出尿酸盐结晶进行鉴别。

(五)骨关节炎

对于仅有远端指间关节受累的银屑病关节炎常需与骨关节炎进行鉴别。骨关节炎无银屑病皮损和指甲病变,但可有赫伯登结节和布夏尔结节,无银屑病关节炎的典型 X 线改变,而且发病年龄多为 50 岁以上老年人。

六、治疗

(一)一般治疗

适度休息,注意关节功能锻炼,避免过度疲劳和关节损伤,忌烟、酒和刺激性食物。

(二)药物治疗

1.非甾体消炎药

非甾体消炎药主要适用于轻、中度活动性银屑病关节炎患者,具有抗炎、止痛、退热和消肿的作用,对皮损和关节破坏无效。治疗剂量需个体化。只有在一种足量使用 1～2 周无效后才可更改为另一种。应避免两种或两种以上同时服用。老年人宜选用半衰期短的药物,对于有溃疡病史的患者,选用选择性 COX-2 抑制剂,减少胃肠道的不良反应。

2.慢作用抗风湿药

(1)甲氨蝶呤:对皮损和关节炎均有效。可口服、肌内注射和静脉注射,每周 1 次,7.5～10 mg,若无不良反应、症状加重者可逐渐增加剂量至 20～25 mg,待病情控制后逐渐减量至维持量 5～10 mg,每周 1 次。不良反应是肝毒性、白细胞数减低及黏膜损害,服药期间需定期查血常规和肝功能。

（2）柳氮磺吡啶：对皮损和关节炎均有效。治疗量大于类风湿关节炎，逐渐加量，最大可达3~4 g/d，主要不良反应有恶心呕吐、腹泻、肝肾损害、男性生殖系统影响等。服药期间应定期查血常规和肝功能等。

（3）来氟米特：多用于中重度的患者。

（4）青霉胺：口服适宜量，见效后可逐渐减至维持量。青霉胺的不良反应多，长期大剂量可出现肾损害和骨髓抑制等，及时停药多能恢复。治疗期间应定期复查血、尿常规和肝肾功能等。

（5）硫唑嘌呤：对皮损和关节炎有效，按每天常用剂量起服用，见效后给予维持量。服药期间应定期复查血常规和肝功能等。

3.糖皮质激素

糖皮质激素多用于病情严重和一般药物治疗不能控制的患者。因其不良反应多，突然停用可诱发严重的银屑病类型和疾病复发，因此必须严格按照原则使用。

4.阿维A酯

阿维A酯属芳香维甲酸类。口服适宜剂量，待病情缓解后逐渐减量，疗程为4~8周，肝肾功能不正常及血脂过高者、孕妇、哺乳期患者禁用。由于该药有潜在致畸性和体内长期滞留的特点，所以女性患者在服药期间和停药后至少1年内不宜怀孕。用药期间注意复查肝功能及血脂等。另外，长期使用可使脊柱韧带钙化，因此中轴病变的患者应避免使用。

5.雷公藤多苷

雷公藤多苷对皮损和关节炎有效，每天60~90 mg，分3次饭后服。

6.生物制剂

目前最常用的为肿瘤坏死因子α抑制剂。如依那西普、英利昔单抗和阿达木单抗，可用于对慢作用抗风湿药反应差或中重度的银屑病关节炎患者。

7.局部用药

（1）关节腔注射糖皮质激素类药物：急性单关节或少关节炎型可考虑使用，但不宜反复使用，同时避开皮损处，过多的关节腔穿刺容易并发感染，还可并发类固醇晶体性关节炎。

（2）皮损的局部用药：根据皮损的类型、病情等选用药物。如外用的糖皮质激素一般用于轻度和中度银屑病，使用不当或滥用、特别是大剂量情况下可导致皮肤松弛、变薄和萎缩。焦油类制剂易污染衣物，有异味，一般可在睡眠时使用。外用药除引起皮肤激惹现象，较少有其他不良反应。

（三）外科治疗

对于部分已经出现关节畸形和功能障碍的患者可采用关节成形术，用来恢复其关节功能。目前髋、膝关节修复术已获成功。但在外科手术后的关节僵硬仍是个尚未解决的问题。

七、预后

本病病程较漫长，可持续数十年，甚至迁延终身，且易复发。银屑病患者的预后一般较好。若关节受累广泛，皮损严重，则致残率高。急性关节炎本身很少引起死亡，但糖皮质激素和细胞毒药物治疗可引起致命的并发症，如严重感染、消化性溃疡及穿孔等。

第二节　反应性关节炎

反应性关节炎是指继发于身体其他部位感染的急性非化脓性关节炎。肠道或泌尿生殖道感染后的反应性关节炎最为常见。近年来，对于链球菌感染及呼吸道衣原体感染后反应性关节炎已有不少报道，并被认为是反应性关节炎的两种不同类型。

一、病因

引起反应性关节炎的常见微生物包括肠道、泌尿生殖道、呼吸道的感染菌群，以及病毒、衣原体及原虫等。许多反应性关节炎患者的滑膜和滑膜白细胞内可检测到沙眼衣原体的 DNA 和 RNA，以及志贺菌的抗原成分。而衣原体热休克蛋白（HSP）、耶尔森菌 HSP60 及其多肽片段均可诱导反应性关节炎患者 T 细胞增殖。

二、病理

研究表明反应性关节炎患者的滑膜组织、滑膜液及其沉淀物中存在致病微生物。反应性关节炎滑膜的病理改变为非特异性炎症，炎症因子参与其病理过程。韧带及关节囊附着点的炎症病变是病变活动的常见部位。有研究认为，骨骼上的肌腱附着点可能是反应性关节炎最初的免疫及病理反应发生的部位之一，并且是肌腱炎发生的病理基础。

三、临床表现

反应性关节炎是一种全身性疾病。一般发病较急,临床表现轻重不一,可为一过性单关节受累,也可出现严重的多关节炎,甚至伴有明显的全身症状、眼炎及心脏受累等关节外表现。

(一)一般症状

常见的全身症状有疲乏、全身不适、肌痛及低热,少数患者可有中度发热。

(二)关节症状

反应性关节炎的主要表现为关节受累,其程度轻重不一。关节局部出现红肿、疼痛、皮温增高,或伴有皮肤红斑,严重者出现明显的多关节炎,甚至活动受限。典型的关节炎表现为渐进性加重的非对称性单关节或少关节炎,以下肢关节受累最为常见,如踝、膝和髋关节。肩、肘、腕及手足小关节也可受累,足小关节的腊肠趾比较常见。在部分患者,可出现下腰背及骶髂关节疼痛。

(三)肌腱端炎

肌腱端炎是反应性关节炎的常见症状之一。表现为肌腱在骨骼附着点局部的疼痛及压痛。以跟腱、足底肌腱、髌腱附着点及脊柱旁最易受累。重症患者可因局部疼痛使活动受限或出现肌肉失用性萎缩。

(四)皮肤黏膜

皮肤黏膜病变在反应性关节炎中比较常见。最具特征性的表现为手掌及足底的皮肤溢脓性角化症。主要见于性交后淋病奈瑟球菌感染等反应性关节炎。部分患者可出现旋涡状龟头炎、膀胱炎及前列腺炎,表现为尿频、尿急、尿痛及血尿等相应症状和体征。女性患者尚可有宫颈炎及输卵管炎。结节性红斑仅见于部分患者,以耶尔森菌感染者为主。口腔溃疡是反应性关节炎的另一常见表现,多为浅表无痛性小溃疡,可发生于腭部、舌缘、口唇及颊黏膜。

(五)肠道病变

肠道感染为反应性关节炎的诱发因素之一。患者于发病前数天至数周可有腹泻史,部分病例在出现关节炎时仍有肠道症状。肠镜检查可见肠黏膜充血、糜烂或类似溃疡性结肠炎及克罗恩病样外观。此期患者的大便培养多无细菌生长。

(六)泌尿道表现

患者可有尿频、尿急、尿痛等泌尿系感染的症状,且多发生于关节炎之前。

但是,许多患者可无明显自觉症状。

(七)眼损害

眼损害在反应性关节炎常见,可以是首发症状。患者可出现结膜炎、巩膜炎、角膜炎,甚至角膜溃疡。此外,可有内眼炎,如虹膜炎、虹膜睫状体炎,可表现为畏光、流泪、眼痛、内眼受累及视力下降。

(八)内脏受累

反应性关节炎偶可引起心脏传导阻滞、主动脉瓣关闭不全、中枢神经系统受累及渗出性胸膜炎。个别患者可出现蛋白尿及镜下血尿,一般无严重肾损害。

四、辅助检查

实验室检查对反应性关节炎的诊断并无特异性。但是,对判断其病情程度、估计预后及指导用药有一定意义。主要的实验室检查项目包括以下几种。

(一)血液学

血沉和 CRP 在急性期反应性关节炎可明显增高,进入慢性期则可降至正常。血常规检查可见白细胞、淋巴细胞计数增高,或出现轻度贫血。在部分患者可见尿中白细胞增高或镜下血尿,很少出现蛋白尿。

(二)细菌学检查

中段尿、大便及咽拭子培养有助于发现反应性关节炎相关致病菌。但是,由于培养方法、细菌特性及取材时机的不同,常出现阴性培养结果。因此,测定血清中抗细菌及菌体蛋白质抗体对鉴定细菌类型十分重要。目前,反应性关节炎诊断中,可进行常规抗体检测的微生物包括沙门菌、耶尔森菌、弯曲菌、衣原体、淋病奈瑟球菌、伯氏疏螺旋体、乙型溶血性链球菌。此外,以 PCR 检测衣原体及病毒的方法在反应性关节炎诊断中亦很有意义。

(三)HLA-B27 测定

HLA-B27 阳性对反应性关节炎的诊断、病情判断乃至预后估计有一定参考意义。但是,HLA-B27 测定阴性不能排除反应性关节炎。

(四)自身抗体及免疫球蛋白

反应性关节炎患者的类风湿因子、抗核周因子及抗核抗体均阴性,而血清免疫球蛋白 IgG、IgA、IgM 可增高。这些指标测定有助于反应性关节炎的诊断及鉴别诊断。

(五)关节液检查

关节液检查对反应性关节炎诊断及与其他类型关节炎的鉴别具有重要意义。反应性关节炎的滑液中可有白细胞及淋巴细胞增高,黏蛋白阴性。关节液培养阴性。利用 PCR、间接免疫荧光及电镜技术可在部分患者的滑膜及滑液中检测到菌体蛋白成分。

五、诊断

(一)分型

1.典型反应性关节炎

反应性关节炎的诊断主要靠病史及临床特点。实验室及影像学检查异常,对诊断有参考意义,但不具特异性。对于起病较急的非对称性下肢关节炎应首先考虑反应性关节炎的可能,若结合患者前驱感染史,并排除其他关节炎,一般可确定诊断。

2.不典型反应性关节炎

不典型的病例需仔细询问病史及查体。一过性或轻度的肠道及泌尿道感染史或不洁性接触史往往对诊断很有帮助。不少患者无明显膝关节疼痛,但体检却有膝关节积液。

3.链球菌感染后反应性关节炎

乙型溶血性链球菌感染后反应性关节炎已逐渐被多数人认可,它不等同于急性风湿热。本病的特点包括:①乙型溶血性链球菌感染史;②非游走性关节炎/关节痛;③结节性红斑或多形性红斑;④部分患者有一过性肝损害;⑤无心肌炎表现;⑥抗链球菌溶血素"O"及抗脱氧核糖核酸酶 B 增高;⑦咽拭子培养阳性;⑧HLA-DRB1 阳性率增加。

(二)实验室检查

尿、便、咽拭子及生殖道分泌物培养对诊断及鉴定致病菌类型有重要意义。血沉、CRP、关节液及自身抗体检查对反应性关节炎的诊断无特异性,但有助于对病情估计及与其他关节病的鉴别诊断。典型病例的诊断无须 HLA-B27 测定。在不典型患者,HLA-B27 阳性提示反应性关节炎的可能性,但其阴性并不能排除对本病的诊断。

六、治疗

反应性关节炎的发病诱因、病情程度及复发倾向因人而异。因此,治疗上应强调个体化及规范化的治疗。

（一）一般治疗

反应性关节炎患者应适当休息，减少受累关节的活动，但又不应当完全制动，以避免肌肉失用性萎缩。外用消炎镇痛乳剂及溶液对缓解关节肿痛有一定作用。

（二）非甾体消炎药

非甾体消炎药（NSAIDs）为反应性关节炎的首选药物。但是，用药过程中应定期复查血常规及肝功能，避免严重不良反应。

（三）糖皮质激素

一般不主张全身应用糖皮质激素。对 NSAIDs 无效且症状严重的关节炎患者，可给予小剂量泼尼松短期应用，症状缓解后尽快逐渐减量。在泼尼松减量过程中加用 NSAIDs 有利于症状的控制。关节腔穿刺抽取关节液后，腔内注射倍他米松或醋酸曲安西龙，对缓解关节肿痛十分有效。但注射间隔不应少于 3 个月。合并虹膜炎或虹膜睫状体炎的反应性关节炎，应及时口服泼尼松，并给予盐酸环丙沙星滴眼液、氢化可的松滴眼液滴眼。必要时球后或结膜下注射倍他米松等。

（四）慢作用抗风湿药及免疫抑制剂

慢作用抗风湿药（DMARDs）对反应性关节炎有较好的治疗作用。柳氮磺吡啶对慢性关节炎或伴有肠道症状者有较好的疗效。对于柳氮磺吡啶治疗无明显疗效及慢性期患者，可给予甲氨蝶呤。甲氨蝶呤对黏膜损害尤为有效，但应避免用于 HIV 感染后反应性关节炎。

（五）抗生素

目的在于控制感染。对于从尿、便及生殖道分离或培养出细菌的患者，应给予对革兰阴性菌敏感的抗生素或根据药敏试验进行治疗。环丙沙星对衣原体诱导的反应性关节炎有较好的治疗作用。对溶血性链球菌感染引起的反应性关节炎则采用青霉素或红霉素治疗。

七、预后

大多数反应性关节炎患者经及时治疗一般可完全恢复正常。15％的患者可能会复发，大约还有 15％的患者有慢性、破坏性、致残性关节炎或肌腱末端炎，还可发生视力障碍或失明。个别反应性关节炎可发生强直性脊柱炎。

第三节　肩关节骨关节炎

肩关节一般指肱骨头与肩胛骨关节盂之间的盂肱关节。肩关节由盂肱关节、胸锁关节、肩锁关节及肩胛骨与胸壁之间的连接（肩胛胸壁关节）、肩峰下机制（第2肩关节）、喙锁机制（喙锁关节）等6个关节彼此共同运动。

一、概述

盂肱关节即通常所说的肩关节。盂肱关节骨关节炎是肩部关节中最常见的骨关节炎，它是一种导致关节软骨变薄，最终导致软骨丧失的慢性进行性病变。

二、流行病学

盂肱关节骨关节炎发病率较低，多发生于老年人群，男女比例接近。

三、病理生理机制

盂肱关节必须依靠静力性和动力性的稳定结构才能获得运动和稳定，其中肩袖起到特别重要的作用，肩袖不仅能稳定盂肱关节并允许关节有极大的活动范围，还是固定上肢的活动支点。各种原因导致肩袖损伤并长期活动反复损伤导致关节面软骨损伤，进而发生骨关节炎。骨关节炎常较早累及盂肱关节，包括软骨、软骨下骨、滑膜和周围软组织。

四、临床表现

（一）既往史

可有既往肩部外伤或疾病史，疼痛为主要症状，呈间歇性疼痛伴晨僵，活动后好转。中后期出现肌肉无力，关节活动度减小，功能受限。严重者骨关节炎日常活动受影响，常有关节强直及功能丧失。

（二）体格检查

病程长者，可有冈上肌、冈下肌和三角肌萎缩，局部可有压痛。晚期时肩关节活动受限，其活动仅靠肩胛骨胸部活动。由于肩胛骨活动不影响盂肱关节旋转活动，因此外旋受限是肩关节骨关节炎的重要体征。此外，需检查颈椎的活动度，进行压头试验，以排除颈椎病。

五、相关检查

(1)X 线检查应包括盂肱关节中立、内旋、外旋前后位,冈上肌出口位 X 线检查。典型 X 线片表现为关节间隙变窄,软骨下骨硬化和囊肿形成,肱骨头和关节盂面变扁。肱骨解剖颈环形骨赘形成。腋状位 X 线片显示关节盂磨损及肩关节后半脱位。

(2)CT 或 MRI 检查:CT 可评估关节盂骨质和磨损程度、有无盂肱关节后半脱位。MRI 可用于检测有无肩袖损伤及损伤程度。

六、鉴别诊断

肩关节骨关节炎应与颈椎病、肩关节周围炎、感染、肿瘤等鉴别。

七、治疗

(一)非手术治疗

对有症状的早期盂肱关节骨关节炎,可采取综合非手术治疗。

(二)手术治疗

针对盂肱关节骨关节炎经严格非手术治疗后疼痛无缓解,关节功能丧失者。手术方法有肩关节清理术、肩关节融合术、肩关节置换术等。

1.关节镜下关节清理指征

早期关节面破坏不严重,关节活动度较小、关节内游离体。通过关节清理,切除骨赘,松解关节软组织使肩关节的生物力学恢复正常。可进行灌洗、游离体清除、退行性盂唇撕裂和软骨损伤的清理以及部分肩袖撕裂的处理。也可同时治疗产生症状的原因,如肩峰下撞击等。

2.盂肱关节融合术

适用于三角肌和肩袖麻痹(如有上肢臂丛损伤史)、慢性感染、肩关节置换失败后的补救、无法修复的肩袖损伤和复发性脱位、肿瘤性破坏。极少用于治疗原发性骨关节炎。肩内旋的角度是决定功能是否理想的关键因素。

3.肩关节置换术

该术指征包括盂肱关节所致的关节疼痛、功能丧失、非手术治疗无效。禁忌证包括活动性关节炎及神经源性关节病,三角肌和肩袖均瘫痪且功能完全丧失。

(1)半肩关节置换:半肩关节置换手术操作相对简单、手术时间短,与全关节相比较,出现肩关节不稳的风险较小,必要时还可改为全肩关节置换。半肩关节的目的是把肱骨关节面恢复到正常位置和形状。缺点是有时不能完全解除疼痛,而且存在肩胛盂被进一步破坏的可能。

半肩关节置换的适应证:肱骨头关节面退变、肩胛盂关节面软骨完好、足够的关节盂弧度可以稳定肱骨头(图7-1);无足够的骨质支撑盂侧假体;不可修复的肩袖撕裂合并肱骨头上移;肱骨头坏死而肩胛盂关节面正常。

(2)全肩关节置换:即同时行肱骨头、肩胛盂关节面的置换。对于肩关节骨关节炎保守治疗无效,需要关节置换但无法接受半肩关节置换。Neer Ⅱ型全肩关节假体是全肩关节成形术中最常应用的关节之一(图7-2)。肩关节置换术的禁忌证为合并肩袖和三角肌功能障碍,活动性感染。

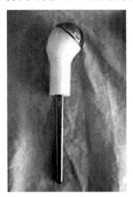

图 7-1　人工肱骨头

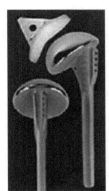

图 7-2　Neer Ⅱ型全肩关节假体

全肩关节置换术治疗盂肱关节骨关节炎提供了肩关节活动所需的更好的支点,可长期缓解疼痛,增加活动度,改善关节功能,从而提高患者生活质量;其次,全肩关节置换术后肩关节力量和活动较好,稳定性增加,摩擦减小,关节盂疼痛减少等。全肩关节盂置换术的缺点是手术时间延长,失血增多,费用增加,翻修率稍高。

第四节　肘关节骨关节炎

一、概述

肘关节由肱骨远端及尺、桡关节面组成,属于复合关节,包括尺肱、肱桡及尺桡近侧关节。肘关节的韧带有桡侧副韧带、尺侧副韧带和桡骨环状韧带。肘关节的基本功能是使手处于各个空间位置,肘关节的运动以肱尺关节为主,允许做屈、伸运动,桡骨头在肱骨小头上运动,尺骨在肱骨滑车上运动。

二、病理生理

肘关节骨关节炎多为继发性于肘关节创伤、过度负荷、晶体沉着、炎症以及感染、软骨下骨坏死等。基本病理改变同其他骨关节炎,主要为关节面软骨破坏、软骨下骨硬化及囊性变,边缘骨赘形成,滑膜炎性增生,关节囊纤维变性增厚,关节畸形;有时骨赘断裂或关节软骨剥脱,可形成关节内游离体。

三、临床表现

疼痛、肿胀、畸形及功能障碍为主要症状。肘关节活动时可有骨擦感,伸肘活动受限,有时可出现肘管综合征表现,尺神经支配区域感觉异常及肌力减退、握力的减弱。

早期可有关节肿胀、疼痛、关节积液;晚期积液吸收,肌肉萎缩,关节强直畸形。肘管综合征可出现阳性,尺神经支配区感觉肌力异常。

四、相关检查

早期 X 线片可以无明显的改变,中、晚期关节间隙变窄,软骨下骨密度增高或囊性变,骨赘形成,有时可以见到关节内游离体,晚期还出现关节强直、畸形（图 7-3）。

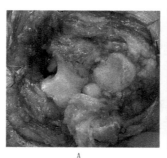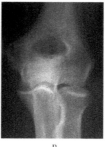

A   B

图 7-3　肘关节骨关节炎 X 线表现

A.1 例 54 岁老年女性,过去 2 年因肘关节疼痛及僵硬渐影响睡眠
而行关节松解,术前活动度屈伸在 45°~120°,术中见外侧关节软骨
全层磨损丢失;B.术前 X 线仅仅显示很轻微的退变改变

五、诊断

根据患者的病史、症状、体征及 X 线片典型表现可诊断肘关节骨关节炎。

六、鉴别诊断

肘关节骨关节炎主要与类风湿关节炎鉴别。类风湿关节炎为多发、对称性发病,常累及近端指间关节及腕关节,常伴有全身症状。X 线片表现为关节肿胀,关节间隙破坏严重(图 7-4),类风湿关节炎 RF 阳性。

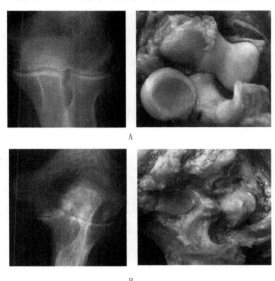

图 7-4 肘关节骨关节炎、肘关节类风湿关节炎影像及大体病理标本

A.肘关节骨关节炎影像及大体病理标本;B.肘关节类风湿关节炎影像及大体病理标本

七、治疗

(一)非手术治疗

肘关节骨关节炎早期应行保守治疗。

(二)手术治疗

外科手术适用于肘关节活动度丧失,骨、软骨游离体,肘关节强直于非功能位,尺神经炎,肘关节重度畸形。

1.肘关节镜下手术

适用于早期、关节游离体取出,肘后撞击病变切除,关节囊松解,桡骨头切除,鹰嘴窝开窗。肘关节镜下手术具有创伤小、恢复快、疗效好的优点,且术后有更好的关节外观。缺点是手术需要较长的学习曲线,并掌握熟练的手术操作技术。

2.全肘关节置换术

适用于中度骨赘及终末伸肘中重度疼痛、活动量较小、老年创伤后肘关节炎、关节强直,以及单纯行桡骨头及滑膜切除无效者。优点是可以解除关节疼痛、重建关节功能。保留骨组织较多时采用表面置换或非限制性假体;肘关节不稳、韧带关节囊广泛损伤、肌肉萎缩、骨组织保留较少用限制性假体。对功能要求不高的老年肘关节骨关节炎患者,行全肘关节置换的效果优于其他术式。全肘关节置换术(图 7-5)的绝对禁忌证是肘关节感染。关节置换术后可能发生感染、假体周围骨折、尺神经损伤、假体断裂、肘关节不稳、无菌性松动、磨损、骨溶解并发症。

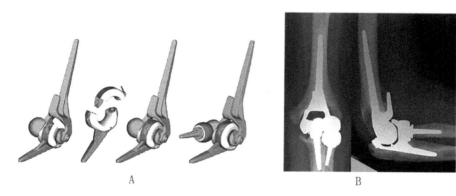

图 7-5　人工肘关节假体及肘关节置换

A.人工肘关节假体结构展示;B.肘关节置换

3.关节切除成形术

适用于肘关节成形术后顽固性关节感染及人工肘关节置换术后失败补救。

4.肘关节融合术

适用于肘关节持续感染、体力劳动、肘关节成形失败的患者。

第五节　髋关节骨关节炎

一、概述

髋关节属杵臼关节,由圆形的股骨头和球窝状的髋臼构成骨性结构,周围有强大的关节囊、肌肉带动关节各个方向的活动。因此,关节对头臼发育匹配关系、力学和生化因素的破坏特别敏感且易受到损伤。髋关节骨关节炎的治疗方面两个具有里程碑式的进步分别是 19 世纪 90 年代出现的阿司匹林(乙酰水杨酸)和 20 世纪 60 年代 Sir John Charnley 倡导的现代髋关节置换技术,为髋关节骨关节炎的临床治疗带来革命性的突破。

二、流行病学

髋关节原发性骨性关节炎好发于 50 岁以后。继发性关节炎的平均年龄较小,一般在 40 岁左右,多继发于髋臼发育不良、股骨头坏死、骨折、脱位或炎症性疾病。

三、病因与病理生理

(一)病因

1.原发性髋关节骨关节病

原发性髋关节骨关节病是关节软骨生理性的退行变性,多见于老年人。主要与年龄增加、髋关节过度使用、肥胖、遗传因素等相关。

2.继发性髋关节病

继发性髋关节病系各种原因导致髋关节软骨损害而发生的髋关节病。常见发病因素有以下几种:①先天性发育异常,如髋臼发育不良、先天性髋关节脱位;②后天性关节面不平整,如扁平髋、股骨头骨骺滑脱;③创伤,髋关节内骨折对位不佳,导致关节面凹凸不平;邻近关节的骨折,对线不良,均可继发髋关节骨关节病,又称创伤性关节炎;④损害关节软骨的关节疾病,如神经性关节炎、关节感染等;⑤股骨头坏死后期导致髋关节骨关节炎。

(二)病理生理

构成髋关节的骨、关节软骨、滑膜以及韧带均不同程度发生相关病理改变,但以髋关节软骨变性及软骨下骨质病变为主。

四、临床表现

原发性髋关节骨关节病多发生于老年人,继发性髋关节骨关节炎相对年轻。主要表现为髋关节疼痛、僵硬和活动受限。起病缓慢,疼痛呈渐进性加重,早期症状多呈间歇性,多次发作后间歇期逐渐缩短,最后变为持续性。疼痛部位主要表现在腹股沟区或臀部,可向大腿或膝前内侧放射,也可位于臀部及股骨大转子周围,并向大腿后外侧放射。后期关节活动度减小或僵直。

早期查体最常见的体征是髋关节内旋受限、诱发局部疼痛。关节囊纤维化、骨赘、关节面不光滑可使髋关节活动范围缩小,活动时可发出粗糙的摩擦音。关节软骨磨损、边缘骨赘和关节囊挛缩可导致髋关节畸形。晚期可出现髋关节屈曲畸形,步态异常如疼痛步态、摇摆,或特伦德伦伯(Trendelenburg)征样步态。

五、相关检查

(一)X 线检查

原发性髋关节骨关节炎早期因仅有软骨的退行性变,可无明显的改变。后期因关节软骨丧失,或股骨头外上移,关节间隙变窄、不规则,外上方关节间隙变窄明显,股骨头变扁,关节面不光整,股骨颈变粗短,髋臼外上缘和底部、股骨头-颈交界处骨赘形成明显,在髋臼顶部和股骨头负重区出现大小不等的囊性样变、软骨下骨硬化。继发性髋关节病同时有原发性髋关节骨关节病的 X 线表现。

对部分患者,腰骶椎 X 线检查可有助于帮助缓解下腰部、骶髂关节疾病引起的髋部疼痛。

(二)CT 检查

可发现髋关节骨结构改变,确定有无骨软骨骨折、有无脱落的骨软骨块导致的关节活动疼痛等。

(三)MRI 检查

MRI 检查可发现早期关节软骨、软骨下骨以及周围软组织有无异常,可用于筛查怀疑有早期骨关节炎的患者。其次,MRI 还可以确定或排除有无髋关节应力性骨折、极早期股骨头坏死。

(四)实验室检查

髋关节骨关节炎关节液检查可正常。

六、诊断

髋关节前面或侧方疼痛,疼痛常可放射至同侧膝关节、大腿内侧;晨僵,一般不超过 15 分钟,活动后即缓解。严重的髋关节骨关节炎可出现髋关节屈曲、外旋和内收畸形。结合早期内旋位诱发髋关节疼痛,至中后期关节活动度较小或丧失,以及影像学髋关节间隙变窄、不均,旋转中心外上移,骨赘、软骨下骨硬化、骨囊肿等特异性表现,可诊断髋关节骨关节炎(表 7-1)。

表 7-1　髋关节 OA 诊断标准

序号	条件
1	近 1 个月反复髋关节疼痛
2	血细胞沉降率≤20 mm/h
3	X 线片示骨赘形成,髋臼缘增生
4	X 线片示髋关节间隙变窄

注:满足诊断标准 1+2+3 条或 1+3+4 条,可诊断髋关节 OA。

七、鉴别诊断

髋关节骨关节炎应与类风湿关节炎、髋关节结核、髋关节发育不良、强直性脊柱炎髋关节受累、髋关节滑膜软骨瘤病及夏科氏髋关节病等鉴别。

八、治疗

治疗的目的是缓解或解除髋关节疼痛,改善髋关节活动度及重建髋关节功能。轻、中度骨关节炎,可以采用非手术治疗;非手术治疗无效,疼痛持续或加重,关节功能受限、关节畸形可采用外科手术治疗。

(一)非手术治疗

非手术治疗主要适用于轻、中度、疼痛较轻的骨关节炎患者。

(二)手术治疗

对于非手术治疗不能解除疼痛、关节功能障碍、畸形,影响患者日常工作生活,可根据具体病情特点、年龄、职业、生活习惯及原发疾病特点选择不同的手术治疗措施。髋关节骨关节炎的手术方式:①关节镜手术;②髋关节融合术;③截骨术;④全髋关节置换术。

1.关节镜手术

关节镜手术的主要指征是早期髋关节骨关节炎有盂唇增生、软骨剥脱、关节内游离体等引起关节疼痛。通过关节镜切除病变的髋臼唇和对股骨头或髋臼的部分软骨缺损病灶进行清创、摘除关节内游离体等。

2.髋关节融合术

髋关节融合术的指征是功能严重受损的晚期严重的髋关节骨关节炎,年龄小于 40 岁,重体力劳动者,无法或存在关节置换禁忌证。关节融合术虽然能有效地缓解髋关节骨关节炎性关节疼痛,但术后关节活动完全丧失,特别是随着现代人工关节技术的进步,目前已很少采用。禁忌证包括其他邻近关节,如脊柱、对侧髋关节及同侧膝关节有炎症性疾病、疼痛、活动受限。

接受髋关节融合术时,髋关节应融合在屈髋 20°～25°、外展 5°～10°、外旋 10°位置,便于患者术后坐立。

3.截骨术

截骨术的指征是早期、局部、有限、病情进展较快的年轻髋关节骨关节炎患者;相对年轻的继发性骨关节炎如髋关节发育不良、儿童时期髋部疾病如 Legg-Calve-Perthes 病和股骨头骨骺滑脱等继发早期髋关节骨关节炎但髋臼侧软骨无明显退变。截骨术的目的是延缓髋关节骨关节炎的进展,最大限度保留患者自身关节,避免或推迟接受全髋关节置换。截骨方式包括股骨近端截骨和髋臼截骨。股骨近端截骨可纠正内旋、外翻、屈曲单一或多个同时存在的畸形。髋臼截骨术包括 Bernese 截骨术和 Chiari 截骨术。

截骨之前应分析影像学资料,如 X 线片、CT 扫描、MRI 检查,以确定邻近受累关节面周围软骨状态、关节包容对合关系等。

4.全髋关节置换术

(1)全髋关节置换术:全髋关节置换术的指征是各种原因导致的晚期髋关节骨关节炎、疼痛明显、功能严重受损、经严格保守治疗无效者。

全髋关节置换术是治疗各种原因导致髋关节晚期疾病最有效的治疗方法,被认为是目前髋关节骨关节炎治疗最成功的外科手术(图 7-6)。随着人工假体设计、假体材料和手术操作技术的不断改进,如高交联聚乙烯、添加维生素 E 的高铰链聚乙烯、第二代金属-金属设计、第四代陶瓷等关节材料和设计的应用,使全髋关节置换术后假体生存率大大提高,并发症发生率大大降低,越来越多的晚期髋关节疾病患者接受全髋关节置换后重新获得一个无痛、功能良好的髋关节,而且越来越多的年轻、活动量大的晚期髋关节疾病患者接受全髋关节置换治疗。

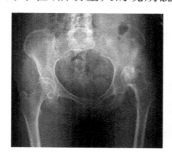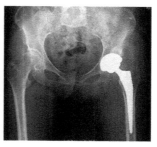

图 7-6　全髋关节置换术前、术后

女性,左髋关节骨关节炎,左侧全髋关节置换

全髋关节置换术的禁忌证:①髋关节或其他部位存在感染病灶;②全身状况差或有严重并存疾病不能耐受手术;③无法配合术后功能康复,如帕金森病、偏瘫等。既往有髋关节化脓性感染或结核病史者,应在感染彻底治愈至少2年或2年以上才可手术。

(2)全髋关节表面置换术:手术指征是年轻、髋关节畸形程度较轻如 Crowe Ⅰ、Ⅱ型髋关节发育不良继发骨关节炎,肢体长度差<2 cm,股骨头坏死面积<50%。禁忌证同全髋关节置换。

髋关节表面置换可以最大限度保存骨量,采用大直径股骨头增加关节活动度及稳定性,采用金属-金属负重界面,降低负重界面磨损,进而降低假体周围骨溶解等并发症,延长假体使用寿命;手术仅切除髋臼与股骨头的表面病变骨,对髋关节的解剖关系和应力分布均干扰小,接近正常髋关节生物力学环境状态,植入的异物量少,可为以后可能的翻修保留更多骨质(图7-7)。但术后残留股骨头坏死、假体松动移位、股骨颈骨折等,同时体内金属蓄积、假体周围炎性假瘤等问题也是关注的焦点。

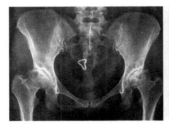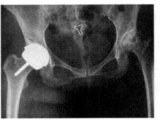

图 7-7　髋关节骨关节炎术前、术后

女性,双髋关节骨关节炎,右髋表面置换

第六节　膝关节骨关节炎

一、概述

膝关节骨关节炎是骨关节炎中最为常见的一种,也是关节炎最为常见的形式,约有1/3的老年人会罹患此病,是一种关节软骨的退行性变。美国风湿病学会将膝关节骨关节炎定义为:膝关节疼痛伴影像学上骨赘形成,或膝关节疼痛,>40岁,晨僵<30分钟。它与髋关节骨关节炎一样,都能造成患者不同程度疼

痛、下肢功能障碍。

二、流行病学

膝关节骨关节炎的发病率以及流行情况与年龄关系密切,随着人口老龄化,骨关节炎的发病将继续增加。随着年龄的增大,膝关节骨关节炎的性别差异增大,大约到 80 岁之后男女发病率接近。

膝关节骨关节炎在不同种族之间发病存在差异,美籍非洲裔妇女的体重较大,也具有更高的膝关节骨关节炎发病率。经常从事负重、跪姿工作或蹲位工作者膝关节骨关节炎发病率可以达到正常人的 2 倍。职业运动员的发病率亦高于一般体育运动者。

三、病因、病理生理

(一)病因

膝关节骨关节炎发病相关的因素包括年龄、遗传、高体质指数,其中年龄是最主要的危险因素。

(二)病理生理

最初的导致膝关节骨关节炎的力学或生物化学危险因素可导致软骨受损、缺损,而局部重复性的损伤(如机械应力、肥胖或重复性、累积性损伤),积累到一定时候最终导致关节软骨发生退变。

骨关节炎发展至一定时期后,出现关节不稳,或既往损伤已经导致关节不稳存在时,将导致出现关节内翻畸形或外翻畸形,一侧软组织、韧带松弛、另一侧挛缩。

关节周围的神经系统在膝关节正常功能维护中发挥重要作用。当出现膝关节骨关节炎时,通过神经反馈机制,可以产生疼痛进而保护关节,避免进一步受到危险因素的作用。当发生骨关节炎时,神经系统功能会发生小的改变,这种小的改变可能是骨关节炎的启动或促进因素。

(三)病理

膝关节骨关节炎同其他部位骨关节炎一样,病变部位包括构成关节的关节软骨、软骨下骨、滑膜与关节囊以及周围软组织。

四、临床表现

疼痛、肿胀、僵硬、畸形和功能丧失是膝关节骨关节炎最显著的临床表现。

疼痛与活动有关,逐渐加重,后期出现关节畸形、功能受限,静息痛见于严重的骨关节炎患者。晨僵现象很常见,时间较短,凭此点与类风湿关节炎等鉴别。关节周围滑囊炎和肌腱炎等常见,并可有肌肉萎缩无力。

膝内翻畸形常出现于晚期膝关节骨关节炎患者。疼痛、僵硬进一步限制膝关节伸、屈活动,导致软组织挛缩、膝关节屈曲畸形。关节积液或滑膜炎相关的肿胀可以间歇或者持续存在。关节内存在游离体时可出现关节交锁。部分患者可能存在关节不稳,内、外应力试验可阳性。

五、X线检查

膝关节 X 线片包括负重位、前后位、侧位片,以及髌骨轴位片。前后位片观察软组织有无异常及内、外翻畸形,关节间隙改变、骨赘及软骨下骨改变(硬化、囊性变);侧位片除观察以上改变外,还应注意髌骨位置(高位、低位、正常)以及股骨髁是否存在畸形;包括髋、膝、踝关节的下肢负重位全长片,用于评估下肢力线、截骨矫形前或膝关节置换前畸形及矫正评估、计划。

典型的膝关节骨关节炎在 X 线片上可见关节边缘骨赘、关节间隙非对称性狭窄、软骨下骨硬化及囊性变(图 7-8)。膝关节骨关节炎患者症状与影像学改变的程度常不一致。

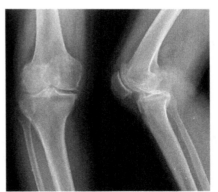

图 7-8　膝关节骨关节炎,前后位片及侧位片

显示关节间隙变窄,边缘骨赘,软骨下骨硬化

根据病情不同阶段的影像学表现,将膝关节骨关节炎 X 线影像表现采用不同的分级,以表示病情进的严重程度。常采用的 2 种膝关节骨关节炎影像学分度方法(表 7-2,表 7-3)。

表 7-2 膝关节骨关节炎 David X 线片分度法

分度	表现
0	未见关节异常
I	关节间隙正常,可疑关节边缘骨赘
II	可疑关节间隙骨赘,关节边缘有骨赘
III	关节间隙狭窄,少量关节内骨赘,软骨下骨硬化
IV	关节边缘多发骨赘,硬化、囊性变,关节间隙严重狭窄或狭窄

表 7-3 Kellgren-Lawrence 膝关节骨关节炎 X 线分级法

分级	骨关节炎描述
0	无骨赘形成,或无骨关节炎征象
1	可疑骨赘形成或可疑的关节间隙狭窄
2	确定的骨赘形成伴可能的关节间隙狭窄及可能囊肿形成
3	确定的骨赘形成伴有中度的关节间隙狭窄及骨囊肿形成
4	确定的大块骨赘形成伴有严重的关节间隙狭窄和软骨下硬化、畸形

六、诊断

当年龄在 40 岁以上,膝关节出现疼痛、晨僵,活动后出现疼痛或加重,休息后缓解或消失,无明显红、肿时,应考虑诊断骨关节炎。膝关节骨关节炎诊断按中华风湿学会 2002 年颁布的诊断标准诊断。

(一)临床标准

(1)近一个月内经常反复有膝关节疼痛。

(2)活动时有摩擦音。

(3)晨僵≤30 分钟。

(4)年龄≥40 岁。

(5)膝关节骨端肥大。

根据临床表现,符合(1)+(2)+(3)+(4)或(1)+(2)+(3)+(5)可诊断为膝关节骨关节炎。

(二)临床表现加放射学、实验室检查标准

(1)近一个月内经常反复有膝关节疼痛。

(2)X 线片(站立或负重)显示:关节间隙变窄,软骨下骨硬化或囊性变、关节边缘骨赘形成。

(3)关节液(至少两次):清亮、粘稠,白细胞每毫升<2 000个。

(4)年龄≥40岁。

(5)晨僵≤30分钟。

(6)活动时骨摩擦音。

综合临床、实验室及X线检查,符合(1)+(2)或(1)+(3)+(5)+(6)或(1)+(4)+(5)+(6)可诊断为膝关节骨关节炎。

七、鉴别诊断

膝关节骨关节炎应与类风湿关节炎、夏科氏关节病、膝关节结核等疾病鉴别。此外,膝关节有 $L_{3\sim4}$ 神经根支配。当这2支神经受到刺激时可出现类似膝关节骨关节炎疼痛。但神经性疼痛为烧灼样,神经牵拉试验阳性,同时伴有运动和反射异常。其他膝关节周围肌腱炎、滑囊炎也可出现局部疼痛,但这种情况下局部有压痛或肿胀,且疼痛为自限性。此外,还应与股骨髁、胫骨平台骨坏死、肿瘤鉴别,骨坏死、肿瘤疼痛通常为持续性、夜间静息痛,与活动无关。

八、治疗

(一)非手术治疗

预防及一般性药物治疗同其他部位关节骨关节炎。

(二)手术治疗

非手术治疗无效、不能缓解疼痛、畸形,影响膝关节功能时,则选择手术治疗。手术方式包括关节镜手术、截骨术和膝关节置换术。

1.关节镜手术

关节镜手术的适应证是关节内游离体导致关节机械性交锁症状;髌骨向外倾斜导致膝前痛。关节镜手术对于存在明显关节畸形、既往右膝关节手术史、关节间隙变窄的晚期膝关节骨关节炎和静息性疼痛者效果差或无效。通过关节镜可清除关节内游离体,可在关节镜下行外侧软组织松解纠正髌骨倾斜。

2.截骨术

膝关节周围截骨术的指征是年龄<50岁,膝关节存在内旋、外翻畸形的单间室膝关节骨关节炎,关节活动正常或接近于正常、关节屈曲度不<90°,截骨前对侧关节间室应正常,无关节不稳。股骨或胫骨截骨术的主要目的是通过截骨纠正关节胫、股关节不正常的力线关系,并使其恢复至正常5°～7°生理外翻。常采用的截骨方式:胫骨高位截骨术和股骨远端截骨术。禁忌证包括膝关节屈曲

挛缩≥10°,胫股关节半脱位在 1 cm 以上。

术前需拍包括髋、膝、踝关节的下肢负重位全长片,并仔细进行术前评估、计划精确截骨矫正角度、重建下肢力线。术前 X 线片测量内翻畸形在 10°以内,可选择胫骨高位截骨;术前外翻畸形在 15°以内,可选择股骨远端截骨。股骨远端截骨术更适用于内翻在 5°以上或外翻畸形的矫正。股骨远端内翻截骨纠正外翻畸形时,应注意避免矫正过度;相反,不论是股骨远端还是胫骨近端外翻截骨,应该有 5°的过度矫正。超过 15°的内旋、外翻畸形,已经存在软组织松弛、膝关节半脱位的患者,截骨效果较差。

3.膝关节置换术

膝关节置换包括单髁置换和全膝关节置换。膝关节置换术的指征包括疼痛明显,且严重影响到患者休息、生活、工作,经非手术治疗无效,影像学上膝关节关节面大部分破坏。膝关节置换的目的是解除关节疼痛、重建关节功能。

(1)膝关节单髁置换术(图 7-9):单髁置换适应证是膝关节单间室骨关节炎(常为内侧间室),影像学检查提示对侧间室正常且髌股关节未受累,术前至少有 90°的活动度,屈曲挛缩<5°,内翻畸形<10°,外翻畸形<15°;交叉韧带完整、无膝关节半脱位。髌骨关节疼痛是相对禁忌证,对侧关节间室存在明显骨关节炎病变是绝对禁忌证。

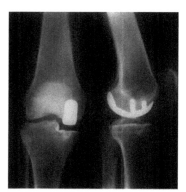

图 7-9　膝关节单髁置换术

(2)全膝关节置换术:全膝关节置换术指征是晚期膝关节骨关节炎经严格保守治疗无效,关节疼痛、畸形,严重影响患者日常生活、工作。禁忌证同全髋关节置换术(图 7-10)。

膝关节假体有后交叉韧带保留型和后交叉韧带替代型(后稳定型)。根据平台衬垫固定方式有固定平台和旋转平台假体。根据患者年龄、生活习惯及膝关节状况,选择合适的膝关节假体。

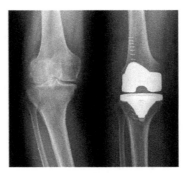

图 7-10　膝关节骨关节炎行全膝关节置换术后

4.膝关节融合术

适应证是全膝关节置换术失败的补救、各种原因导致无法进行膝关节骨结构重建、伸膝装置破坏无法进行全膝关节置换,以及关节感染。

第七节　髌股关节骨关节炎

一、概述

髌股关节骨关节炎是指髌股关节软骨面磨损及纤维化范围扩大,相邻骨质出现增生肥大的改变,表现为膝前部疼痛、髌骨轨迹异常和髌股关节软骨的损伤,患者常有髌股关节不稳定或创伤史及过度使用。髌骨关节软骨面和滑车软骨面的退变,是引起髌股关节疼痛的常见病因。

二、病理生理学

髌股关节解剖变异、髌股关节运动轨迹不良及滑膜皱襞与髌股关节退变相关,如果同时存在过度使用,则更易造成关节面的退行性变,而半月板和韧带损伤则常累及胫骨和股骨关节面。股骨髁间逆行髓内钉固定会造成股骨滑车的损伤和髌股关节炎。

髌股关节软骨面病理改变分表面型和基底型,表面型病变从表面开始,横行纤维连续性丧失,表面变毛糙,并逐渐向深层发展直至软骨下骨裸露。基底型是从软骨深层软骨成分和胶原病变开始,从软骨、骨界面开始逐渐向浅表发展,表面光滑。Outerbridge 分级:Ⅰ级,软骨软化、肿胀;Ⅱ级,直径＜1.27 cm 的软骨碎裂和裂隙；Ⅲ级，软骨碎裂和裂隙更严重，直径≥1.27 cm；Ⅳ级，软骨破损，软骨下骨裸露。其他继发病理改变包括髌骨边缘骨赘等。

三、临床表现

典型症状是膝前疼痛，起病缓慢，常发生于下蹲、上楼梯、骑自行车或上坡等需股四头肌强烈收缩时。其次是髌骨不稳、交锁、打软腿等。髌骨不稳常发生于运动中急停等膝关节轴移扭转动作，交锁常为持续性，部分患者可有关节肿胀。

查体：站立位观察下肢有无内外翻或有扭转畸形造成髌骨偏斜，有无股内侧肌萎缩。髌骨研磨试验阳性，髌骨边缘压痛，膝关节活动时髌骨摩擦感、疼痛。

四、相关检查

（一）X 线检查

膝关节前后位片、侧位片，观察是否存在高位、低位髌骨，轴位片观察髌骨有无偏斜、外移及髌骨对位关系。

（二）MRI 检查

MRI 检查对早期发现髌股关节炎具有较高的灵敏性。

五、诊断

根据患者有膝前痛、不稳，特别是爬坡、上下楼梯等膝前疼痛明显，髌骨研磨试验阳性，边缘压痛，部分患者股内侧肌萎缩；影像学提示髌骨高位或低位，髌股对合关系异常，可作出诊断。

六、治疗

（一）非手术治疗

轻度、中度髌股关节炎性疼痛可以采取非手术治疗。

（二）手术治疗

手术指征是经过 3～6 个月非手术治疗无效，疼痛持续、严重影响患者工作生活。

1.截骨术

矫正伸膝装置和关节力线异常（如膝内外翻截骨术、胫骨结节移位术），可以调整髌骨位置、改变髌骨应力、恢复髌骨正常运动轨迹。截骨术适应于有内外翻畸形者，胫骨结节移位术可以增加股四头肌力臂，减小髌股关节应力、增加关节接触面积。

2.软组织调节术

外侧支持带松解术、内侧支持带紧缩术适应于髌骨运动轨迹异常不良者,可在关节镜下操作。

3.关节镜清理术

适于表面性软骨损害后的修整和清除关节内游离软骨碎片。

4.关节置换术

关节置换包括髌骨关节置换和全膝关节置换。髌骨关节置换的指征是年轻、髌骨单间室病变,软骨破坏严重,大面积软骨剥脱、软骨下骨外露,无明显对线不良。不适宜做髌骨关节置换者,可采取全膝关节置换。髌股关节置换效果较差,失败率较高。

参 考 文 献

[1] 夏庆泉.骨科创伤与运动损伤治疗策略[M].郑州:北京名医世纪文化传媒有限公司,2021.

[2] 宰庆书.临床骨科疾病诊治基础与进展[M].昆明:云南科学技术出版社,2020.

[3] 李小六.骨科常见疾病康复评定与治疗手册[M].郑州:北京名医世纪文化传媒有限公司,2021.

[4] 朱定川.实用临床骨科疾病诊疗学[M].沈阳:沈阳出版社,2020.

[5] 朱文龙.骨科疾病诊治与康复训练[M].北京:中国纺织出版社,2020.

[6] 张建.新编骨科疾病手术学[M].开封:河南大学出版社,2021.

[7] 马文辉.骨科疾病临床诊疗[M].长春:吉林科学技术出版社,2019.

[8] 沈尚模.骨科疾病临床诊疗思维[M].昆明:云南科学技术出版社,2020.

[9] 樊政炎.临床外科与骨科诊疗[M].长春:吉林科学技术出版社,2019.

[10] 吉旭彬.骨科疾病诊疗思维[M].北京:科学技术文献出版社,2019.

[11] 吴修辉,孙绪宝,陈元凯.实用骨科疾病治疗精粹[M].北京:中国纺织出版社,2020.

[12] 赵立连.临床骨科诊疗学[M].长春:吉林科学技术出版社,2019.

[13] 葛亮.骨科简史[M].上海:上海科学技术出版社,2020.

[14] 徐东.骨科疾病临床诊疗[M].北京:科学技术文献出版社,2019.

[15] 王勇.临床骨科疾病诊疗研究[M].长春:吉林科学技术出版社,2020.

[16] (美)查德·E.库克(Chad E.Cook).骨科手法治疗[M].天津:天津科技翻译出版有限公司,2019.

[17] (美)杰拉德·A.马兰加(Gerard A.Malanga).骨科与运动损伤再生治疗[M].天津:天津科技翻译出版公司,2020.

[18] 杨君礼.骨科诊疗图解[M].郑州:河南科学技术出版社,2019.

[19] 靳安民,汪华桥.骨科临床解剖学[M].济南:山东科学技术出版社,2020.

[20] (瑞士)维克多·瓦尔德拉巴诺.足踝运动骨科[M].辽宁:辽宁科学技术出版社,2019.

[21] 王伟,梁津喜,杨明福.骨科临床诊断与护理[M].长春:吉林科学技术出版社,2020.

[22] 侯军华.实用骨科临床[M].上海:上海交通大学出版社,2019.

[23] 李溪.骨科诊疗技术与应用[M].广州:世界图书出版广州有限公司,2020.

[24] 毕成.骨科疾病处置要点[M].昆明:云南科技出版社,2019.

[25] 高复岭.现代骨科临床诊疗[M].天津:天津科学技术出版社,2019.

[26] 张拥涛.现代骨科诊疗技术[M].北京:科学技术文献出版社,2020.

[27] 刘军译.骨科关键技术[M].济南:山东科学技术出版社,2019.

[28] 刘洪亮.现代骨科诊疗学[M].长春:吉林科学技术出版社,2020.

[29] 武远鹏.临床骨科疾病诊疗学[M].贵阳:贵州科技出版社,2019.

[30] 陈世益,冯华.现代骨科运动医学[M].上海:复旦大学出版社,2020.

[31] 刘红喜.简明创伤骨科治疗学[M].长春:吉林科学技术出版社,2019.

[32] 覃平.治疗不稳定型骨盆骨折的研究进展[J].当代医药论丛,2021,19(8):15-16.

[33] 修进平,王举杰.骨盆外固定支架在非稳定型骨盆骨折急诊救治中的应用效果[J].系统医学,2021,6(16):90-92,95.

[34] 杨家赵,谢凯,李黎,等.骨盆支架辅助复位联合通道螺钉固定治疗骨盆骨折[J].临床骨科杂志,2021,24(5):699-703.

[35] 隆静佳,姜岚.1例高龄股骨髁上骨折伴下肢深静脉血栓患者的护理[J].当代护士,中旬刊,2021,28(4):167-169.

[36] 耿欣,陈文欢,郭林,等.股骨髁上骨折伴同侧膝关节半月板或韧带损伤的特点及相关危险因素分析[J].中华创伤杂志,2021,37(8):694-700.

[37] 何广祎.人工髋关节置换术治疗股骨头缺血性坏死的临床效果研究[J].黑龙江科学,2021,12(18):78-79.

[38] 沙思宇,许祖闪,侯红军,等.DCE-MRI评估早期股骨头缺血性坏死介入治疗疗效的研究[J].医学影像学杂志,2021,31(2):322-326.